MICHAEL GIENGER

Die Heilsteine Taschen-Apotheke

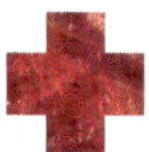

Mit wenigen Steinen viel bewirken

Fotografie: Ines Blersch

Hinweis des Verlages

Die Angaben in diesem Buch sind nach bestem Wissen und Gewissen zusammengestellt, und die beschriebenen Wirkungen und Anwendungen der Steine wurden vielfach erprobt. Da Menschen aber unterschiedlich reagieren, können der Verlag und die Autoren im Einzelfall keine Garantie für die Wirksamkeit oder Unbedenklichkeit der Anwendungen übernehmen. Bei ernsthaften gesundheitlichen Beschwerden wenden Sie sich bitte an Ihren Arzt oder Heilpraktiker.

6. unveränderte Auflage 2023

Die Heilsteine Taschenapotheke
Michael Gienger

Fotografie: Ines Blersch
Fotoassistenz: Maria Lefler
Styling: Ines Blersch und Ada Lang

Titelseite:
Foto: Ines Blersch
Gestaltung: Dragon Design, GB

Satz und Grafiken:
Dragon Design, GB
Gesetzt aus der News Gothic

Gesamtherstellung: Appel & Klinger, Schneckenlohe
Printed in Germany

ISBN 978-3-89060-613-2

Neue Erde GmbH · Cecilienstr. 29
66111 Saarbrücken · Deutschland · Planet Erde
www.neue-erde.de

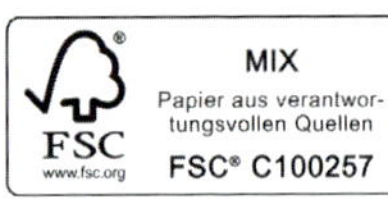

Inhalt

Die Taschenapotheke

Seit rund drei Jahrzehnten bewährt sich die Steinheilkunde als praktisches und auch für Laien handhabbares Naturheilverfahren. Heilsteine sind in ihrer Anwendung relativ einfach zu gebrauchen und bieten doch eine große Zahl von Möglichkeiten für alltägliche Beschwerden, viele Erkrankungen, zur Unterstützung in bestimmten Lebensphasen oder einfach zur Verbesserung unseres Wohlbefindens.

Doch welche Steine aus dem wirklich großen Spektrum von Heilsteinen sollten sinnvollerweise angeschafft werden? Welche kommen häufig zum Einsatz oder haben sich besonders bewährt? Welche Steine sollten wir einpacken, wenn wir auf Reisen gehen? Welches Sortiment ist nützlich und praktisch und wiegt doch nicht zu schwer?

Das vorliegende Büchlein beantwortet diese Fragen und stellt zu zwölf Themenkreisen genau zwölf Heilsteine vor. Dabei sind sowohl die zwölf Themen so gewählt, dass sie alle wichtigen Erkrankungen und Beschwerden umfassen, als auch die zwölf Heilsteine, die oft in mehreren Bereichen Anwendung finden.

Auf das Minimum reduziert und doch mit reichhaltigem Inhalt, erhalten Sie so einen Ratgeber, der überschaubar und zugleich in vielen Lebenslagen hilfreich ist. Und die zwölf Steine ergeben ein »tragbares Sortiment« (für die Handtasche ebenso wie für den Geldbeutel), das Sie weder auf Reisen noch zu hause im Stich lassen wird; ein Sortiment, das der Bezeichnung »Taschenapotheke« rundum gerecht wird.

Das Motto »mit wenig Steinen viel bewirken« begleitet den Autor seit den Anfängen seiner steinheilkundlichen Tätigkeit. Für Fachleute ist es sinnvoll, ein großes Sortiment an Heilsteinen für jeden speziellen Fall zu haben. Für den einzelnen Menschen oder für die Familie ist jedoch genau das Gegenteil der Fall. Hier ist eine kleine Auswahl wichtig, die überschaubar und deren Wirkung verlässlich ist. Diese Auswahl liegt mit der »Heilsteine Taschenapotheke« nun vor. Möge sie dem Wohle aller Wesen dienen.

Allergien und Ausschläge

Wenn wir bestimmten Belastungen und Reizen über längere Zeit oder in einem plötzlichen Übermaß ausgesetzt sind, kann es vorkommen, dass unsere Antwort darauf als Überreaktion ausfällt. Ein kleiner Auslöser, der das Fass zum Überlaufen bringt – und schon folgt eine heftige Reaktion! Dabei können es ganz andere Faktoren sein, die »das Fass« bis zum Rand gefüllt haben. Doch wird die kritische Grenze überschritten, und sei es durch eine Kleinigkeit, wird's einfach zu viel.

Genau so entstehen Allergien. Ist unser Organismus über längere Zeit oder in einem plötzlichen Übermaß mit bestimmten Einflüssen konfrontiert, die er weder verwerten noch ausscheiden kann, füllt sich »das Fass« und läuft schließlich durch einen vergleichsweise nichtigen Anlass über.

Das »Fass« ist in diesem Fall unser Binde- und Fettgewebe, in dem sich immer mehr Umweltgifte und körpereigene Schlackenstoffe anreichern, sowie die Lymphe, die Gewebsflüssigkeit, die in ihren Aufgaben (Versorgung und Entsorgung der Zellen, Unterstützung des Immunsystems) immer mehr beeinträchtigt wird. Für unseren Organismus wird es also immer schwerer, ordnungsgemäß zu funktionieren und gesund zu bleiben – und irgendwann flippt er aus. Das ist dann die »allergische Reaktion«.

Diese kann sich über Ausschläge und Entzündungen der Haut (Dermatitis, Ekzeme), Anschwellen und Absonderungen der Schleimhäute (Heuschnupfen), Beeinträchtigungen der Atemwege (allergisches Bronchialasthma) und des Darms sowie im Extremfall durch Blutdruckabfall und Bewusstlosigkeit (anaphylaktischer Schock) äußern, wodurch akute Lebensgefahr entstehen kann. Bei starken allergischen Reaktionen muss daher sofort der Notarzt verständigt werden!

Um Allergien und ihre Folgen zu heilen, müssen viele verursachende Faktoren wieder in Ordnung gebracht werden. Heilsteine können hierbei eine Hilfe sein. Für die Taschenapotheke wurden darüber hinaus jene Steine ausgewählt, die auch eine rasche Linderung bei akuten Beschwerden ermöglichen.

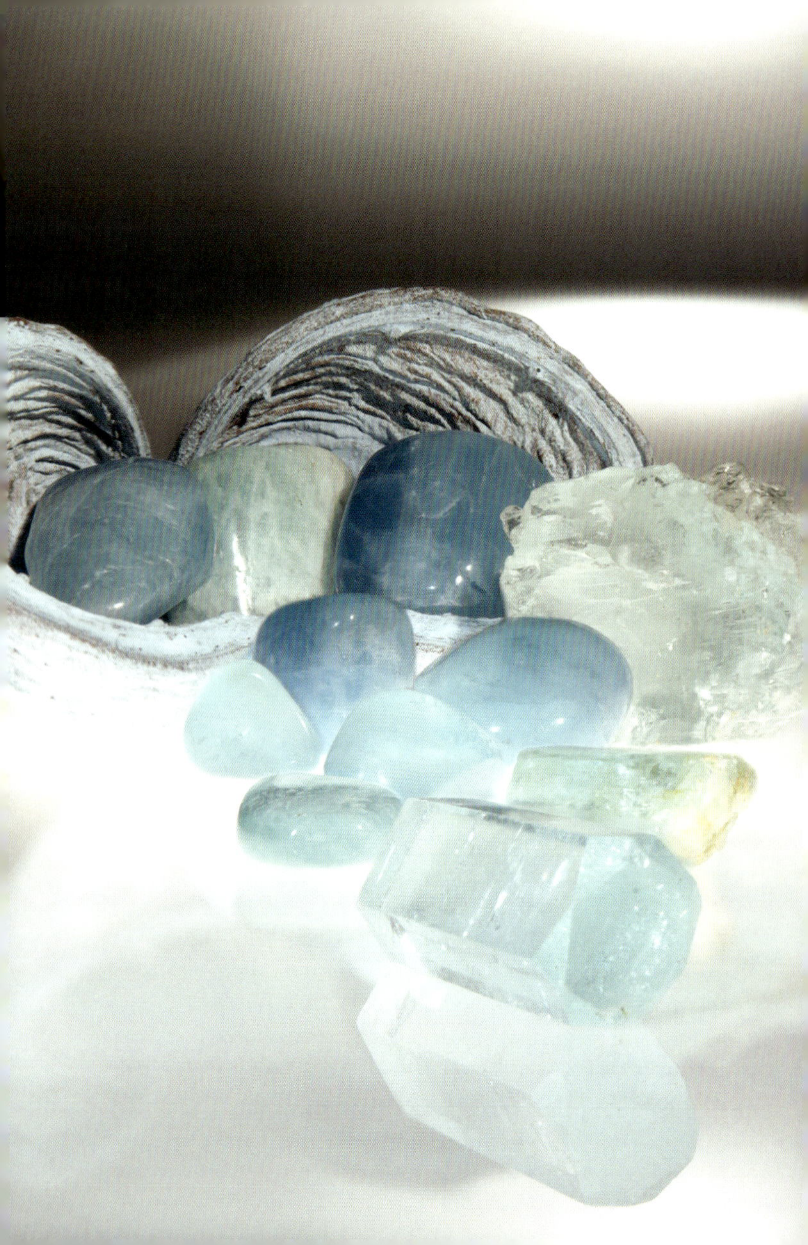

Aquamarin

Heilstein Nr. 1 bei Allergien ist Aquamarin. Er zählt zur Familie der Berylle, aluminium- und berylliumhaltigen Ringsilikaten. Ringsilikate bauen Spannungen ab und verbessern den Energiefluss im Körper. Dadurch erleichtern sie die Stoffwechselregulation sowie die Tätigkeit des Immunsystems. In diesem Zusammenhang trägt Aluminium zur Entsäuerung und Stärkung der eigenen Identität sowie Beryllium zur Korrektur schädlicher und selbstzerstörerischer Prozesse auf seelischer wie körperlicher Ebene bei. Die Farbe des Aquamarins bringt Gelassenheit und wirkt kühlend und beruhigend auf die Körperflüssigkeiten und alle Vorgänge darin.

Diese Faktoren machen Aquamarin zum besten Heilstein bei Allergien. Bekannt ist seine außerordentlich starke Wirkung bei Heuschnupfen, doch er hilft auch bei Hautausschlägen, Juckreiz, brennenden Augen und vielerlei Beschwerden der Atemwege, bei Asthma, Verdauungsstörungen, Nahrungsmittelunverträglichkeiten, Schilddrüsenbeschwerden und Autoimmunerkrankungen.

Da Aquamarin zudem die Nerven stärkt, hilft er auch, Stress und Belastungen abzubauen, die oftmals den seelischen Hintergrund von Allergien bilden: Wenn uns »alles zuviel« wird, dann können wir bestimmte Wahrnehmungen und Erlebnisse nicht mehr aufnehmen und verdauen (Nahrungsmittelunverträglichkeiten), dann haben wir schnell die Nase voll (Heuschnupfen), reagieren auf vieles »allergisch« (das Wort spricht für sich), könnten »aus der Haut fahren« (Ausschläge) oder kriegen keine Luft mehr (Asthma). Am Ende droht der Kollaps...

Die tiefgreifende Wirkung des Aquamarins beruht folglich gerade darauf, dass er nicht nur körperlich die Wiederherstellung eines gesunden Gleichgewichts in den Körperflüssigkeiten (einschließlich Lymphe und Gewebe) unterstützt, sondern darüber hinaus Seele und Geist kräftigt und zugleich entspannt. Er hilft daher bei Allergien auch und insbesondere dann, wenn diese sich bei hoher Beanspruchung und Belastung durch viele unerledigte Dinge verschlimmern. Das von ihm unterstütze »äußere Aufräumen« fördert zugleich die »innere Reinigung«.

Weitere Heilsteine

Amethyst kann insbesondere bei Hautausschlägen, Juckreiz, Beklemmungen in der Brust und Darmbeschwerden zusätzliche Linderung bringen. Er löst zudem innere Spannungen und bringt seelische Klärung sowie als deren Folge inneren Frieden.

Grüner Aventurinquarz lindert Entzündungen und hilft bei Hautausschlägen, starkem Juckreiz, Sonnenbrand und Sonnenallergie. Zudem lindert er Nervosität und Stress, verbessert den Schlaf und bringt so Erholung und Regeneration.

Bergkristall wirkt kühlend, stärkt die Nerven und reguliert den Wasserhaushalt. Daher ist er eine gute Hilfe bei geschwollenen Schleimhäuten, erschwertem Atmen und leichten Hautreizungen. Zu den anderen Heilsteinen hinzugegeben, verstärkt er deren Wirkung.

Anwendung

Alle genannten Heilsteine können direkt auf betroffene Bereiche (z. B. auf juckende Stellen) aufgelegt oder am Körper getragen werden (z. B. als Anhänger oder Halskette). Ist die unmittelbare Berührung unangenehm, können die Steine mit geringer Distanz eingesetzt werden, z. B. nachts unter dem Kopfkissen, in Taschen von Kleidungsstücken oder mit Pflaster auf dem Unterhemd aufgeklebt. Stärker wirksam als äußere Anwendungen ist oft die innere Einnahme als Edelsteinwasser oder Edelstein-Elixier. Insbesondere Aquamarinwasser zeigt z. B. bei fortgeschrittenem Heuschnupfen noch tiefgreifende Wirkung. Äußerlich angewandt ist z. B. Amethystwasser eine wunderbare Hilfe bei Ausschlägen und Juckreiz. Weitere Details finden Sie im Kapitel »Anwendungen« auf Seite 53 ff.

Tip: Um Allergien tiefgreifend zu heilen, ist es wichtig, Stress und Belastungen abzubauen, sich gesund zu ernähren und Nahrungsmittelunverträglichkeiten zu berücksichtigen (bei ÄrztInnen/HeilpraktikerInnen testen lassen!), gut zu schlafen sowie regelmäßig zu entgiften und zu entschlacken. Informationen dazu finden Sie bei M. Gienger, *Die Heilsteine Hausapotheke*, Neue Erde 2004.

Bauch und Verdauung

Bauchschmerzen können Anzeichen akuter Erkrankungen oder seelischer Belastungen sein. Praktisch jedes Organ der Bauchhöhle (Magen, Darm, Milz, Pankreas, Leber, Galle, Nieren, Blase, Gebärmutter u. a.) kann hier Auslöser sein, außerdem verschobene Wirbel oder äußere Einwirkungen durch Schlag und Sturz. Auch der seelische Hintergrund kann sehr verschieden sein: »Schwer verdauliche« Erlebnisse, Wahrnehmungen und Gedanken (Sorgen) können »auf den Magen schlagen«. Schwierige Entscheidungen können den Dünndarm beeinträchtigen, der stets entscheiden muss, welche Nahrung aufgenommen wird und welche nicht. Wenn wir mit uns selbst »nicht im reinen sind« (Schuldgefühle), wirkt sich dies auf das Reinigungsorgan Dickdarm aus. Beziehungsprobleme »gehen an die Nieren«, bei Beleidigungen »läuft uns eine Laus über die Leber«, sind wir wütend, »kommt die Galle hoch«, und der Verlust von Lebensfreude zieht Milz und Pankreas in Mitleidenschaft.

Ein großer Teil unseres seelischen Befindens spiegelt sich daher im Bauchraum wider, ebenso wie dort die meisten inneren Organe versammelt sind. Daher ist der allgemeine Hinweis »Bauchweh« oft viel zu unspezifisch, um wirkliche Abhilfe leisten zu können. Die in der Taschenapotheke genannten Heilsteine sind daher einerseits als »Erste Hilfe« zu verstehen, da sie durch Stärkung und Harmonisierung der Bauchorgane vieles in Ordnung bringen und positiv auf seelischen Hintergründe einwirken können. Eine tiefere Wirkung erzielen sie (oder andere Heilsteine) jedoch andererseits nur dann, wenn die wahre Ursache bereits abgeklärt ist, so dass genau der passende Heilstein ausgewählt werden kann.

Daher sollten alle Bauchschmerzen und Verdauungsbeschwerden **unbedingt** mit ÄrztInnen oder HeilpraktikerInnen abgeklärt werden. Da Bauchschmerzen mitunter gefährliche oder sogar lebensbedrohliche Hintergründe haben können, sollten sie nur mit fachlichem Rat behandelt werden, insbesondere, wenn sie sehr heftig und plötzlich eintreten oder wenn sie lange andauern!

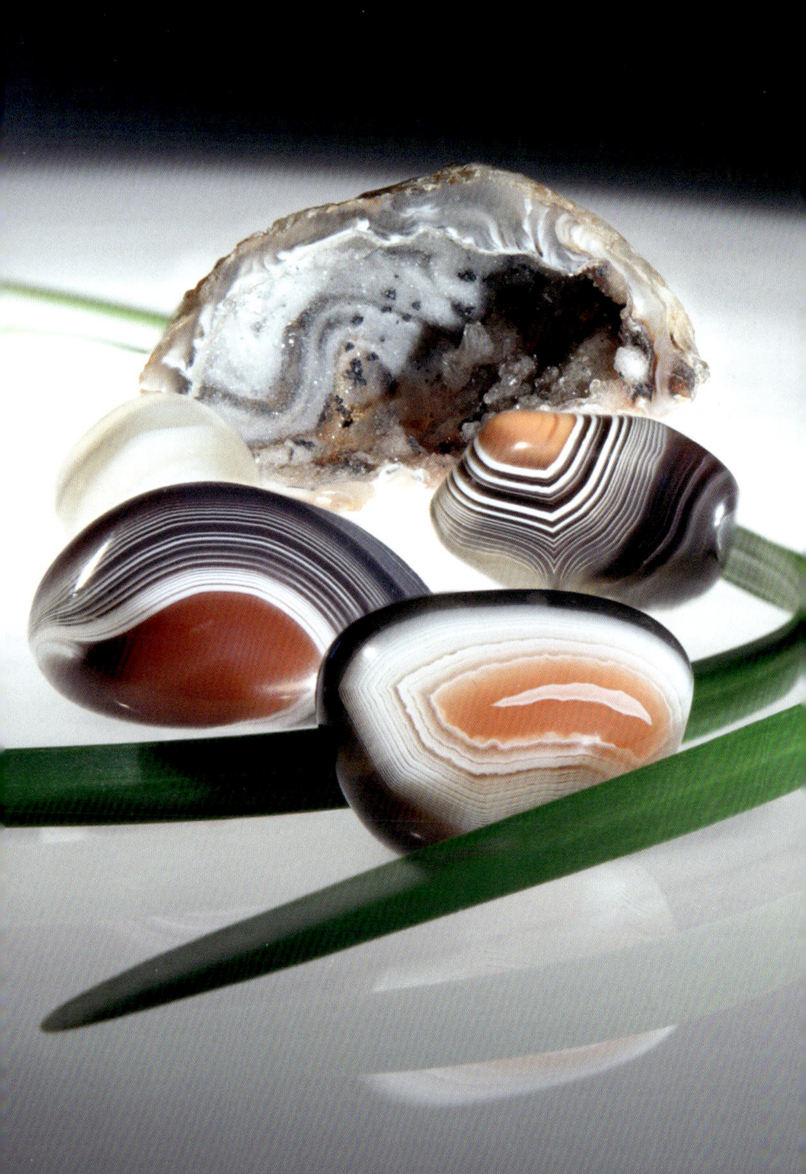

Achat

Achat entsteht durch rhythmische Bildung und Gliederung von Kieselsäureschichten in Geoden, Drusen und anderen Gesteinshohlräumen. Aus Kieselsäure, die durch heiße Flüssigkeiten dem umliegenden Gestein entzogen wird, entsteht dabei ein Gel, das einer Schleimhaut gleich den Hohlraum auskleidet. Durch rhythmische Prozesse gliedert sich dieses Gel bei der Verfestigung in zellenähnliche Kügelchen und hautähnliche Bänderungen, woraus unterschiedlichste Formen entstehen, die jedem Achat eine einzigartige Zeichnung verleihen. Achat ist daher ein wundervolles Spiegelbild für den Bauchraum, in dem verschiedene Organe ihren Platz haben, und in seinen Zeichnungen finden sich diese oft wie in einem Anatomiebuch abgebildet. Auch der Feinbau des Achats entspricht der Gliederung der verschiedenen Zellen, Gewebe und Organe.

Achat zeigt daher eine stärkende, belebende und zugleich harmonisierende Wirkung auf alle Organe des Bauchraums. Er stärkt das umhüllende Stützgewebe und sichert so den äußeren Schutz und Verbleib in der richtigen Position. Zugleich fördert er die Erneuerung der Zellen und Gewebe und damit die fortwährende Regeneration aller Organe. Er verbessert den Gewebsstoffwechsel, die Versorgung mit Nährstoffen und die Entsorgung von Giften und Schlackenstoffen, was die Organe in ihrer Funktion unterstützt und die Immunabwehr stärkt. Da Achat zudem alle Gefäße schützt, wird auch die Verbindung der Organe untereinander, die gegenseitige Versorgung und die Verteilung benötigter Substanzen erleichtert. Achat macht den ganzen Bauch fit für alle Aufgaben, für die Verdauungs- und Stoffwechselleistung ebenso wie für die Heilung von Infektionen und Entzündungen. Achat ist *der* Heilstein, der unspezifisch bei Bauchweh, Übelkeit, Erbrechen, Durchfall und allen Beschwerden von Magen, Milz, Pankreas, Darm, Leber, Galle, Nieren, Blase, Gebärmutter u. a. helfen kann.

Da Achat Schutz, Sicherheit und Vertrauen stärkt, hilft er ebenso bei vielen eingangs beschriebenen seelischen Hintergründen. Er fördert emotionale Stabilität und geistige Sammlung und hilft so, alles, was uns innerlich bewegt, tatsächlich gut zu verdauen!

Weitere Heilsteine

Amethyst hilft bei Durchfall, leichter Übelkeit und Blähungen sowie bei Folgen von Kummer, schlechtem Gewissen und Schuldgefühlen.
Aquamarin hilft bei Beschwerden von Pankreas und Galle, bei allergischen Reaktionen und Folgen von Stress und Überanstrengung.
Calcit fördert die Darmflora, verbessert so die Nährstoffaufnahme und hilft bei Verdauungsstörungen (Blähungen, Verstopfung, Durchfall).
Heliotrop stärkt das Immunsystem und hilft daher bei Darminfektionen, Entzündungen, Geschwüren sowie Übelkeit und Gallenleiden.
Magnesit lindert Anspannung, Nervosität und Stress sowie Migräne, Krämpfe, Übelkeit, Sodbrennen, Magen- und Gallenbeschwerden.
Mondstein hilft bei Folgen hormoneller Störungen, z. B. bei Regelschmerzen sowie Beschwerden von Eierstöcken und Gebärmutter.
Rhodonit hilft bei Geschwüren, Blutungen, Hämorrhoiden, Juckreiz am After sowie bei Folgen körperlicher oder seelischer Verletzungen.
Turmalin Schörl hilft bei Darmträgheit, Blähungen, Verstopfung und bei Folgen innerer Spannung oder dem Gefühl der Schutzlosigkeit.

Anwendung

Alle genannten Heilsteine können direkt auf betroffene Bereiche (z. B. auf schmerzende Stellen) aufgelegt oder am Körper getragen werden (z. B. als Anhänger oder Halskette). Deutliche Linderung bringt häufig das Ausstreichen des Bauchs im Uhrzeigersinn (Verlauf des Dickdarms). Am besten wirkt in vielen Fällen jedoch die innere Einnahme als Edelsteinwasser oder Edelstein-Elixier. Details hierzu finden Sie im Kapitel »Anwendungen« auf Seite 53 ff.

Tip: Genauere Darstellungen verschiedener Erkrankungen der Bauchorgane und deren Behandlungsmöglichkeiten bietet das Buch von M. Gienger, *Die Heilsteine Hausapotheke*, Neue Erde 2004. Einen sehr ausführlichen Artikel (60 Seiten) über Achat und seine Wirkungen finden Sie in der Loseblatt-Ausgabe des Neuen Lexikons der Heilsteine, www.lexikon-der-heilsteine.de.

Entzündung und Sonnenbrand

Entzündungen sind unspezifische, lokal begrenzte Abwehrreaktionen unseres Immunsystems auf schädigende Reize. Durch Flüssigkeitsansammlung, lokale oder allgemeine Erhöhung der Körpertemperatur und das Hinzuziehen von Immunzellen wird versucht, eines schädigenden Einflusses Herr zu werden und bereits entstandene Schäden im Gewebe zu reparieren. Da Entzündungen folglich eine Reparaturmaßnahme sind, ist es wichtig, sie nicht einfach zu unterdrücken, sondern die Ursachen zu beseitigen und die Regeneration der geschädigten Bereiche zu unterstützen – dann erübrigt sich die Entzündung, und sie verschwindet von selbst.

Auslöser von Entzündungen können mechanische Reize wie Reibung, Druck oder Verletzungen sein, ebenso eingedrungene oder eingelagerte Fremdkörper, ein Übermaß an Hitze oder Kälte, Strahlung, Säuren, Laugen, Giftstoffe, allergische Reaktionen, entgleiste Enzyme, Krankheitserreger (Bakterien, Viren, Pilze, Parasiten) oder krankhafte Stoffwechselprodukte (Harnsäurekristalle, Schlackenstoffe, Tumore, absterbendes Gewebe).

Entzündungen äußern sich meistens (nicht immer!) mit fünf typischen Symptomen: Rötung, Erwärmung, Schwellung, Schmerz und Funktionseinschränkungen im betroffenen Bereich. Um die Ausbreitung einer Entzündung im Gewebe, den Lymphbahnen oder im Blut zu verhindern, sollten betroffene Glieder möglichst ruhiggestellt oder allgemeine Bettruhe eingehalten werden. Außerdem müssen unbedingt ÄrztInnen oder HeilpraktikerInnen hinzugezogen werden, damit die Ursachen der Entzündung geklärt, die richtige Behandlung gewählt und Komplikationen vermieden werden können!

Heilsteine können jedoch auf jeden Fall zur Linderung und Heilung von Entzündungen hinzugezogen werden, da sie andere Behandlungen nicht behindern und mitunter den Griff zu stärkeren Medikamenten wie Cortison oder ähnlichem ersparen können.

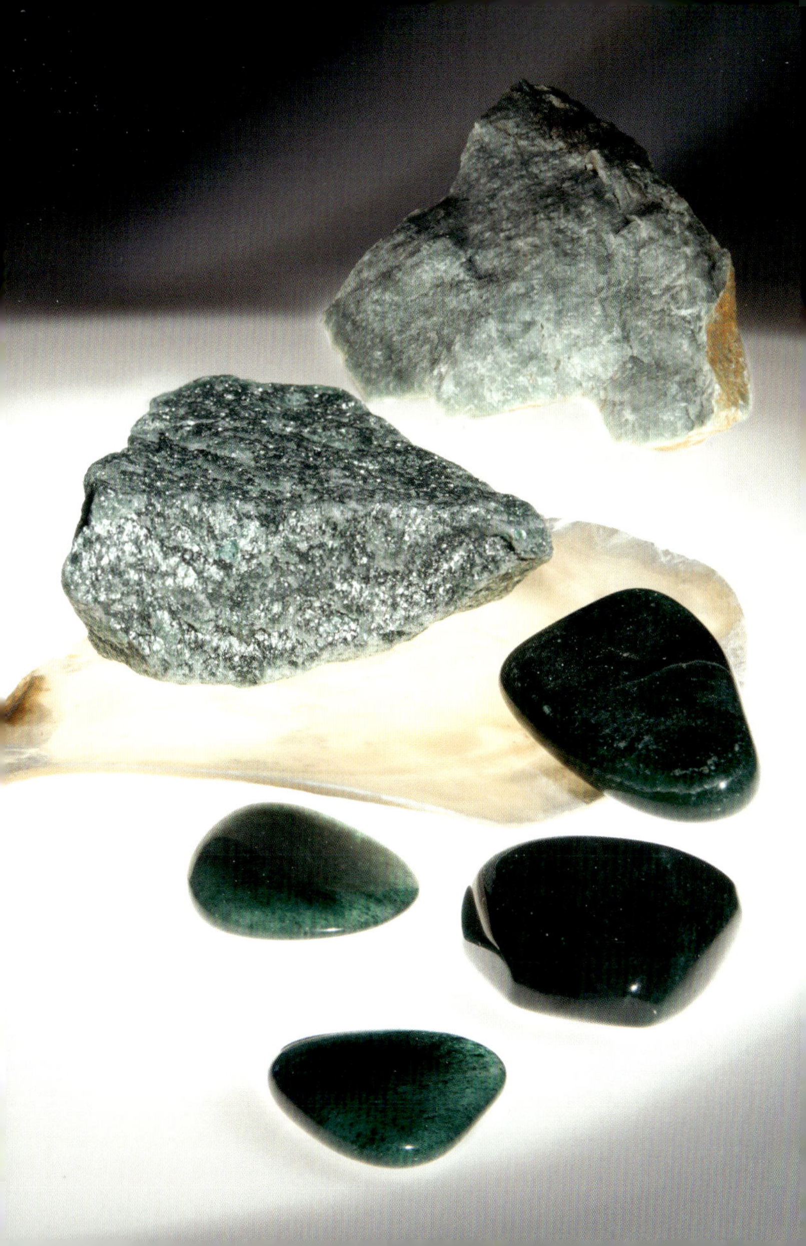

Grüner Aventurinquarz

Grüner Aventurinquarz ist ein glimmerhaltiger Quarzit, ein metamorphes, d.h. unter Druck und Hitze entstandenes quarzreiches Gestein. Dieses zählt mit 3,3 Milliarden Jahren zu den ältesten Gesteinen der Erde und stammt aus einer Zeit, in der die Erdoberfläche noch starker kosmischer Strahlung ausgesetzt war. Das typische Glitzern des Aventurins entsteht durch feine Plättchen des Chromglimmers »Fuchsit«, welcher dem gesamten Stein auch die grüne Farbe gibt.

Farbgebend ist im Fuchsit das Element Chrom (griech. chromos = Farbe!). Chrom ist giftig und zählt zu jenen Stoffen, die heftige, hartnäckige und mitunter lebensbedrohliche Entzündungen auslösen können. Nach dem Prinzip »Ähnliches heilt Ähnliches« wird Chrom daher in homöopathischen Arzneimitteln erfolgreich zur Heilung von Entzündungen eingesetzt. Vergleichbar ist es auch in der Steinheilkunde: Insbesondere jene Steine, bei denen Chrom eine grüne Farbe erzeugt (Aventurinquarz, Chromdiopsid, Smaragd, Zoisit u.a.), eignen sich hervorragend zur Linderung und Heilung von Entzündungen.

So hilft grüner Aventurinquarz bei vielen Formen von Entzündungen, unabhängig von der Ursache, dem Ort und der Schwere der Entzündung. Indem er Reparatur- und Regenerationsprozesse erstaunlich beschleunigt, klingen viele Entzündungen rasch ab. Im Gegensatz zu anderen Steinen, die meist durch Kühlung lindern, kann bei grünem Aventurinquarz tatsächlich von Heilung gesprochen werden. Er wird daher erfolgreich bei Entzündungen der Haut, der Schleimhäute, des Bindegewebes (auch nach Insektenstichen), der Blutgefäße, Gelenke, Sehnen, Nerven, Sinnesorgane sowie bei vielen inneren Organen eingesetzt. Gute Erfolge zeigt grüner Aventurinquarz auch bei Infektionen und rheumatischen Erkrankungen sowie insbesondere bei Sonnenbrand und Sonnenstich. Hier gehört er mit dem geologisch verwandten Prasemquarz zu den Heilsteinen Nr. 1!

Seelisch-geistig fördert grüner Aventurinquarz Unbeschwertheit, Entspannung und Seelenfrieden. Er hilft, gegebene Lebensumstände zu akzeptieren und bringt Erholung, Regeneration und guten Schlaf.

Weitere Heilsteine

Achat mit rosa Farbtönen (»Entzündungssignatur«) hilft sehr gut bei lokalen Gewebsentzündungen und Entzündungen innerer Organe.

Amethyst lindert Sonnenbrand, Hautentzündungen sowie eitrige Prozesse und kann sogar zur Rückbildung von Abszessen beitragen.

Aquamarin hilft bei Entzündungen der Augen und solchen, die durch Allergien oder Autoimmunerkrankungen hervorgerufen werden.

Bergkristall wirkt kühlend und kann dadurch Entzündungen lindern, insbesondere im Bereich der Haut und Schleimhäute.

Heliotrop ist einer der besten Heilsteine bei Entzündungen. Er fördert den schnellen Erfolg der Abwehrreaktion, so dass Entzündungen aller Art auf natürlichem Weg wieder abklingen können.

Rhodonit hilft bei Insektenstichen und Entzündungen, die als Folge von Verletzungen auftreten.

Anwendung

Alle genannten Heilsteine können bei lokalen Entzündungen direkt auf betroffene Bereiche aufgelegt sowie generell am Körper getragen werden (z. B. als Anhänger oder Halskette). Sehr gut ist bei Entzündungen auch die innere Einnahme als Edelsteinwasser oder Edelstein-Elixier – und am besten wirkt die Kombination äußerer und innerer Anwendungen. Bei oberflächennahen Entzündungen, leichten Verbrennungen oder Sonnenbrand ist das Aufsprühen von Edelsteinwasser sehr angenehm. Werden bei Sonnenbrand und Sonnenstich Aventurinquarze als Steinkreis mit geringem Abstand rings um den Körper gelegt und der Abstand von HelferInnen Minute für Minute um ein paar Zentimeter vergrößert, ist oft eine erstaunlich rasche Linderung der Beschwerden festzustellen. Weitere Details hierzu finden Sie im Kapitel »Anwendungen« auf Seite 53 ff.

Tip: Damit Entzündungen tatsächlich geheilt werden, ist es wichtig, damit zusammenhängende Grunderkrankungen zu behandeln. Weiterführende Informationen dazu finden Sie bei M. Gienger, *Die Heilsteine Hausapotheke*, Neue Erde 2004.

Herz und Kreislauf

Herzbeschwerden wie Herzklopfen, Herzrasen, Herzrhythmusstörungen sowie Beklemmungsgefühle, Schmerzen und Brennen in der Herzregion, oft verbunden mit Angst und Atemnot, können Folge ungewohnter Anstrengung oder seelischer Belastung sein, aber auch Anzeichen schwerer Erkrankungen (Herzschwäche, Gefäßverengungen u.a.), die umgehend zu behandeln sind, um Schädigungen und akute Lebensgefahr zu verhindern. Im akuten Fall daher FachärztInnen aufsuchen oder den Notarzt verständigen! Heilsteine kommen erst danach zum Einsatz.

Dasselbe gilt für Kreislaufbeschwerden, die sich durch stark erhöhten, erniedrigten oder plötzlich schwankenden Blutdruck, Durchblutungsstörungen, wechselnde Pulsfrequenz sowie innere Unruhe, Blässe, Schwindel, Ohnmachtsanfälle, kalten Schweiß, zitternde Gliedmaßen und sogar einen Kreislaufkollaps äußern können. Die ärztliche Versorgung steht auch hier an erster Stelle, erst danach folgen Heilsteine.

Neben der Linderung obiger Symptome zielt die Anwendung von Heilsteinen vor allem auf Krankheitshintergründe: Herz- und Kreislaufbeschwerden zeigen immer eine Beeinträchtigung unserer Lebenskraft an! Wer ein »starkes Herz« hat, zeigt Mut (Beherztheit), Güte (Herzenswärme), Mitgefühl (Herzlichkeit), Verständnis (mit dem Herzen hören) und »von Herzen kommende« Hilfsbereitschaft. Andererseits leidet das Herz unter Kummer (etwas auf dem Herzen haben), Belastungen (sich etwas zu sehr zu Herzen nehmen) oder seelischen Verletzungen (gebrochenes Herz). Unser Herzrhythmus ist häufig eine Widerspiegelung unseres Lebensrhythmus, und wenn wir unter Druck stehen, wirkt sich das auf unseren Blutdruck aus. Kreislaufschwäche geht dagegen häufig mit Überforderung und Ohnmacht einher, dem Gefühl, das Leben nicht meistern zu können, oder dem Verlust der Lebensfreude, wenn unser Leben nicht mehr den eigenen Wünschen und Bedürfnissen entspricht. Das beste Kreislauftonikum ist daher Begeisterung! – Herzensstärke, Lebenskraft und Begeisterung wiederzugewinnen, genau dazu können Heilsteine beitragen.

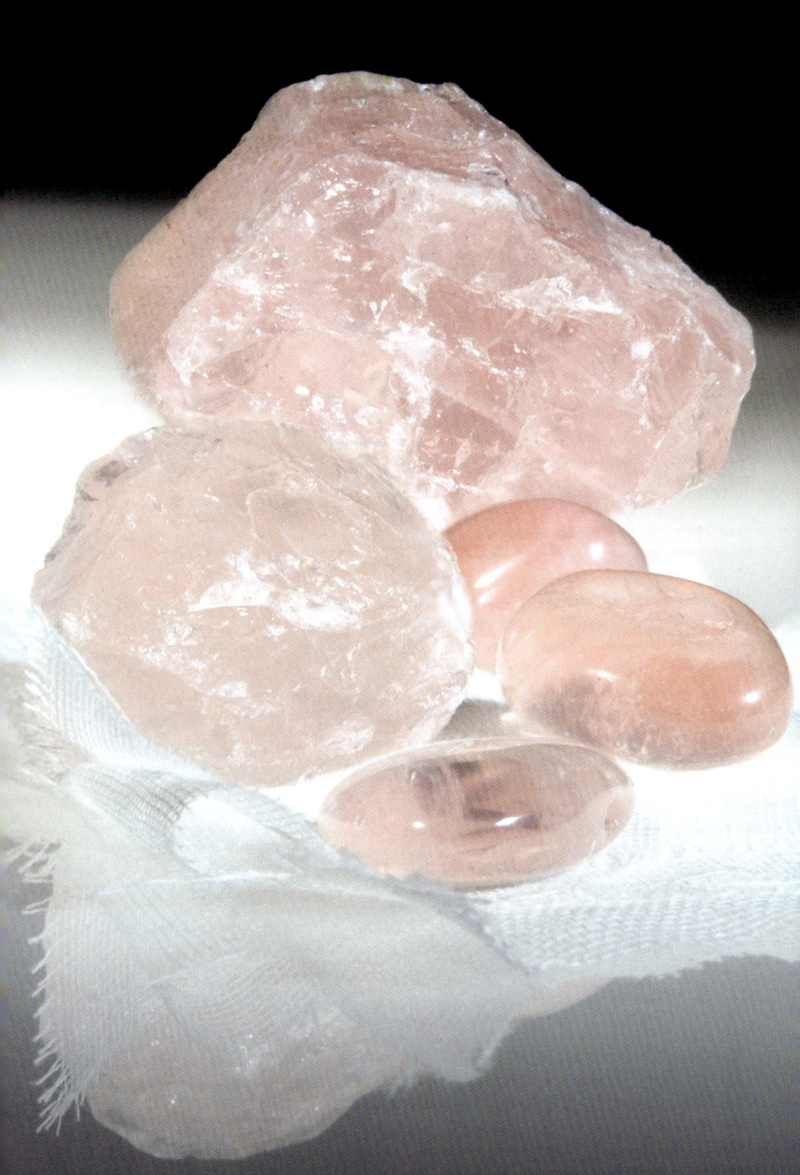

Rosenquarz

Rosenquarz ist einer der wichtigsten Heilsteine für Herz und Kreislauf. Er entsteht aus flüssigem Magma, der Energie des Erdinneren, und bildet große Massen. Seine rosa Farbe erhält er durch feine Einschlüsse aus dem Mineral Dumortierit, das in der Steinheilkunde auch als »Take-it-easy-Stein« bekannt ist. Diese Faktoren machen Rosenquarz zu einem kraftvollen Stein (magmatische Energie), dessen Wirkung sich dennoch auf sanfte Weise (rosa Farbe) äußert. Die Eigenschaft, auch in anstrengenden Situationen Leichtigkeit zu bewahren (Dumortierit), mindert zudem Stress, Druck und emotionale Probleme und schafft körperliches Wohlbefinden.

Der wichtigste Aspekt für die Stärkung des Herzens ist jedoch die Eigenschaft des Rosenquarzes, die elementaren Bedürfnisse nach Ruhe, Schlaf, Erholung, Nahrung, Nähe, Schutz und Geborgenheit wieder vor Augen zu führen. Das stärkt unsere Lebenskraft, und so ändert sich der eigene Lebensstil (fast) automatisch hin zu einer für das Herz förderlichen Lebensweise. Außerdem inspiriert Rosenquarz, jenen Aspekten unseres Lebens Raum zu geben, die uns Wohlbefinden, Vergnügen und die Erfüllung emotionaler Wünsche bieten, wodurch Lebensfreude und Begeisterung wiederkehren und wir mit Herzenswärme, Herzlichkeit und offenem Herzen auf andere zugehen können. Rosenquarz lindert Herzschmerz und ermöglicht, Nähe zuzulassen und zu geben. Er macht empfindsam und einfühlsam und fördert Liebe, Mitgefühl und Sinnlichkeit.

Vor diesem Hintergrund wirkt Rosenquarz bei vielen Herz- und Kreislaufbeschwerden: Er hilft bei Herzrhythmusstörungen, verbessert die Herzdurchblutung und -versorgung, hilft bei Herzschwäche und stabilisiert die Herztätigkeit bei Anstrengung und längerer Belastung (auch durch emotionale Probleme). Rosenquarz lindert Herzrasen (erhöhte Herzfrequenz), wirkt befreiend bei Enge- und Beklemmungsgefühlen sowie bei Herzangst und Herzneurosen (Herzbeschwerden ohne organische Ursache, die aus Angst um das Herz entstehen). Darüber hinaus wirkt Rosenquarz kreislaufstabilisierend (sowohl bei zu hohem, als auch zu niedrigem Blutdruck) und verbessert die Durchblutung.

Weitere Heilsteine

Achat stärkt das Herz, schützt die Blutgefäße und stabilisiert den Kreislauf. Er bringt Geborgenheit und stabilisiert daher emotional.

Amethyst senkt den Blutdruck und entlastet dadurch auch das Herz. Zudem wirkt er befreiend bei Enge- und Beklemmungsgefühlen.

Grüner Aventurinquarz hilft, Ablagerungen in den Herzkranzgefäßen zu vermeiden und dient daher zur Vorbeugung gegen Herzinfarkt.

Heliotrop lindert Entzündungen (auch Folgen verschleppter Erkältungen) und hilft bei Verengungen der Blutgefäße. Er dient zur Vorbeugung gegen Herzinfarkt sowie bei Herz-Attacken als Notfall-Stein (bis der Notarzt eintrifft).

Magnesit senkt den Blutdruck, entlastet das Herz und hilft bei Folgen von Überanstrengung oder langen Belastungen.

Rhodonit stärkt das Herz, insbesondere nach Erkrankungen und Operationen und stabilisiert den Kreislauf bei zu niedrigem Blutdruck.

Anwendung

Alle Steine können bei Herzbeschwerden unmittelbar im Herzbereich aufgelegt oder getragen werden (z.B. als Anhänger oder Halskette). Bei Kreislaufbeschwerden bieten sich ebenfalls Halsketten oder Armbänder an, bei lokalen Durchblutungsstörungen auch sanfte (!) Edelsteinmassagen. Generell können auch Edelsteinwasser oder Edelstein-Elixiere innerlich eingenommen werden, jedoch empfiehlt sich zunächst die äußere Anwendung, die anhand der Zeitdauer einfacher zu dosieren und zu regulieren ist. Eine kräftige, stabilisierende Wirkung haben Steinkreise, die z.B. um das Krankenbett gelegt werden. Weitere Details hierzu finden Sie im Kapitel »Anwendungen« auf Seite 53 ff.

Tip: Auch Ernährung, Entschlackung und Stressverminderung sind wichtige Faktoren bei der Heilung von Herz- und Kreislaufbeschwerden. Mehr dazu sowie weitere Informationen zu Herz, Kreislauf, Blutdruck und Durchblutung finden Sie bei Michael Gienger, *Die Heilsteine Hausapotheke*, Neue Erde 2004.

Hormonelle Beschwerden

Hormone sind in Körperdrüsen produzierte und im Blut zirkulierende Botenstoffe, die Wachstum, Entwicklung, Stoffwechsel, Schlaf- und Wachrhythmus sowie die Fruchtbarkeit, den Sexualtrieb und die Reaktion auf Gefahrensituationen (Adrenalin) oder langanhaltende Belastungen (Stresshormone) regulieren. Insgesamt dient das Hormonsystem dazu, den Organismus den wechselnden Aufgaben im Tages-, Monats- und Jahresrhythmus, den verschiedenen Lebensaltern (Kindheit, Jugend, Erwachsenenzeit, Alter) sowie aktuellen Situationen anzupassen. Hormone steuern die Aktivität vieler Organe und Körperfunktionen und stehen in enger Verbindung zu unseren Emotionen.

Gesteuert wird der Hormonhaushalt von der Hypophyse (Hirnanhangsdrüse), die von der Epiphyse (Zirbeldrüse) auf Naturrhythmen (Tag und Nacht, Mondphasen) eingestimmt und durch Impulse des Gehirns stimuliert wird. Die Hypophyse wiederum regelt die Aktivität weiterer Hormondrüsen wie der Schilddrüse (Wachstum, Stoffwechsel), der Nebennieren (Kreislauf, Reaktionsfähigkeit, Stress) oder der Keimdrüsen (Hoden, Eierstöcke, Gebärmutter). Funktioniert das gesamte Regelwerk, haben wir einen auf alle Situationen flexibel reagierenden Organismus. Gibt es Störungen, treten in bestimmten Situationen Beeinträchtigungen, Beschwerden oder Krankheiten auf.

Besonders sensibel sind die Zeiten von Hormonumstellungen. Das zeigt sich beim Wechsel von Tag und Nacht (viele Menschen können dank Kunstlicht und TV nicht mehr auf »Nachtmodus« umstellen), im Wandel der Mondphasen (Menstruationszyklus), im Lauf des Jahres (Jahreszeitenkrisen), bei Schwangerschaft und Geburt oder in neuen Lebensphasen (Pubertät, Klimakterium). Ist unser Hormonsystem in Balance, verlaufen diese Umstellungen unauffällig. Ist es jedoch beeinträchtigt, treten zu bestimmten Zeiten körperliche Beschwerden, emotionale Tiefs, seelische Labilität und mentale Verwirrung auf. Heilsteine können viele dieser Phänomene lindern und zur Wiederherstellung der hormonellen Balance beitragen.

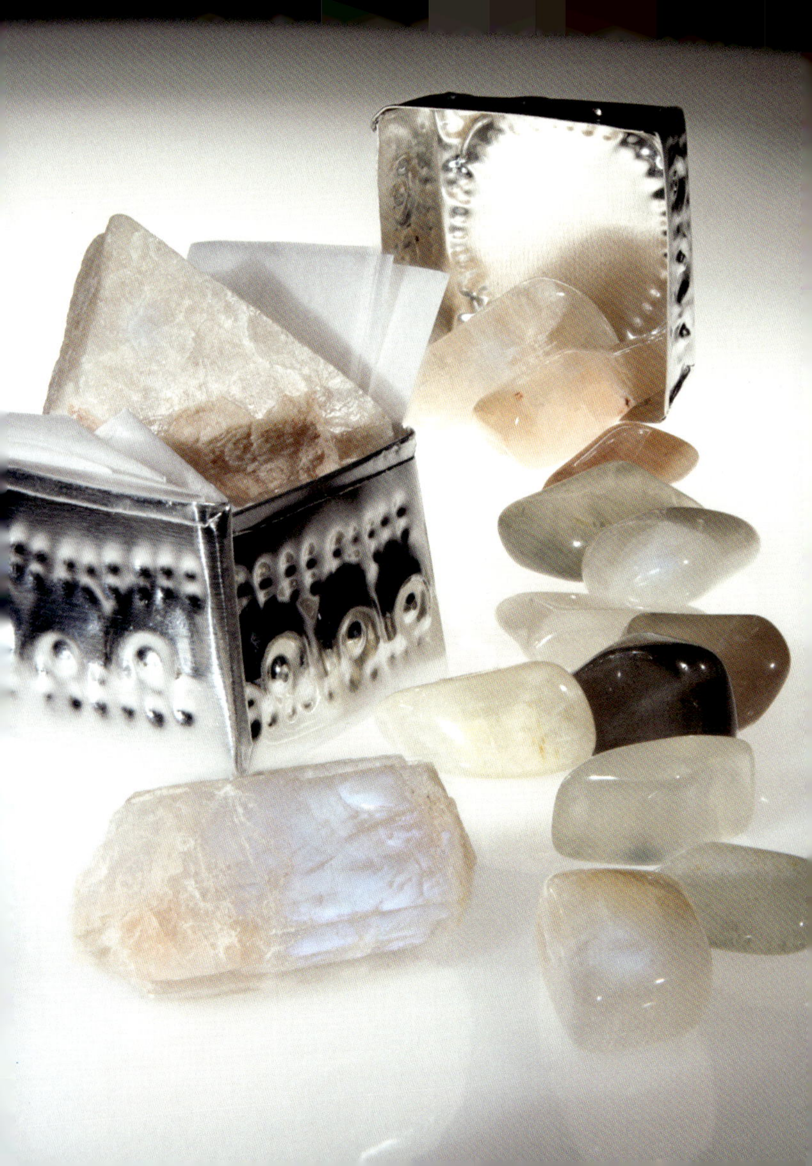

Mondstein

Mondstein ist der Heilstein Nr. 1 bei hormonellen Beschwerden. Er ist ein aus heißen Gesteinsschmelzen (Magma) stammender Feldspat mit einer speziellen Lamellenstruktur, die beim Abkühlen des Gesteins aus der Entmischung von Kalium- und Natriumfeldspat entsteht. An diesen feinen Lamellen bricht sich das Licht und erzeugt den typischen weißen bis bläulichen Schimmer auf der Oberfläche des Steins. Analog dazu hilft Mondstein insbesondere dann, wenn Wandlungsprozesse eine bisherige Ordnung aufbrechen und eine neue Balance gefunden werden muss. Dies kann sowohl auf eine Abstimmung innerer Prozesse als auch zwischen Innen- und Außenwelt zielen. Mondstein zeigt daher in der Wirkung und Anwendung (siehe dort) tatsächlich einen Bezug zum Mondzyklus.

Mondstein spricht unmittelbar die Hypophyse und Epiphyse an und kann daher bei allen Beschwerden eingesetzt werden, die durch eine Störung der zentralen Hormonregulation verursacht sind. Er hilft, den Hormonhaushalt wieder mit der Natur, dem seelischen Geschehen sowie anderen Regelmechanismen des Körpers abzustimmen. Mondstein reguliert von der Hypophyse ausgehende Stoffwechselstörungen (Ödeme, Gewichtszunahme, Gelenkbeschwerden) sowie Über- und Unterfunktionen der Schilddrüse. Er hilft bei Unfruchtbarkeit und Beschwerden der Geschlechtsorgane sowie bei allen hormonellen Umstellungen: Mondstein vermindert die emotionalen Schwankungen in der Pubertät und hilft bei Pubertätsakne. Er verringert viele Beschwerden in der beginnenden Schwangerschaft (Heißhunger, Übelkeit, Darmträgheit, Ödeme, Müdigkeit, Schlafstörungen) sowie nach der Geburt (auch Ängste, Krisen und Depressionen). Ebenso erleichtert er Wechseljahresbeschwerden sowohl bei Frauen (Hitzewallungen, Herzklopfen, Migräne, Stimmungsschwankungen), als auch bei Männern (Ermüdung, Depression, Potenzprobleme). Mondstein hilft bei schmerzhafter, unregelmäßiger, ausbleibender, zu starker oder zu schwacher Menstruation. Seelisch-geistig fördert er Intuition, Gefühlstiefe, Einfühlungsvermögen und eine feinsinnige Wahrnehmung. Er fördert die Traumerinnerung und hilft bei Mondsüchtigkeit.

Weitere Heilsteine

Achat wirkt bei hormonellen Umstellungen emotional stabilisierend und kann Menstruations- und Wechseljahresbeschwerden lindern.

Amethyst baut Stresshormone ab, lindert Hitzewallungen, reduziert den Sexualtrieb und unterstützt den Wechsel vom Tag zur Nacht.

Aquamarin wirkt regulierend auf die Hormonsteuerung der Hypophyse und hilft bei Über- und Unterfunktion der Schilddrüse.

Bergkristall harmonisiert die zentrale Hormonregulation und deren Auswirkungen auf Stoffwechsel, Wachstum und Entwicklung.

Rosenquarz fördert die Fruchtbarkeit, hilft bei Potenzstörungen und anderen hormonellen Beeinträchtigungen der Geschlechtsorgane.

Turmalin Schörl fördert die Balance des gesamten Hormonsystems und lindert hormonelle Störungen durch Elektrosmog.

Anwendung

Eine deutliche Wirkung auf die Hormonregulation entfalten die genannten Heilsteine durch Auflegen auf die Stirn. Am Punkt zwischen den Augenbrauen (»Drittes Auge«) wird die Hypophyse, am Haaransatz die Epiphyse angesprochen. Zudem können die Steine als Halsketten und Armbänder getragen sowie im Bereich spezieller Hormondrüsen aufgelegt oder mit Pflaster (auch auf das Unterhemd) aufgeklebt werden. Besonders wirksam ist bei hormonellen Beschwerden die innere Einnahme als Edelsteinwasser und Edelstein-Elixier sowie die Kombination innerer und äußerer Anwendungen. Auch Steinkreise, die um das Bett gelegt werden oder dem mehrfachen kurzen Aufenthalt tagsüber dienen, sind hilfreich. Bei Mondstein ist darauf zu achten, die Anwendung möglichst zu Neumond zu beginnen und über einen ganzen Mondzyklus durchzuführen.

Tip: Weitere Hinweise, speziell zu fruchtbarkeitsfördernden Steinen für Männer und Frauen sowie zu Anwendungen rund um Menstruation, Schwangerschaft, Geburt und Wechseljahre finden Sie bei Michael Gienger, *Die Heilsteine Hausapotheke*, Neue Erde 2004.

Husten, Schnupfen, Heiserkeit

Bei den Stichworten Husten, Schnupfen, Heiserkeit denken wir an Grippe und Erkältungen, Entzündungen in Hals und Rachen (Angina) sowie Nasennebenhöhlenentzündungen und Bronchitis. Kälte kann hierbei zwar die Ausbreitung vorhandener oder durch Ansteckung aufgenommener Krankheitserreger (Viren, Bakterien) in den Schleimhäuten der Atemwege fördern, doch Kälte und Ansteckung sind nur auslösende Faktoren, wenn das Immunsystem bereits geschwächt ist. Die wahren Ursachen sind daher in einem verschlackten Gewebe zu suchen, in dem das Immunsystem nur noch eingeschränkt agieren kann, sowie in einem belasteten Darm, in dem Giftstoffe entstehen, statt ausgeschieden zu werden. Dann werden Reinigung und Ausscheidung von den Schleimhäuten übernommen, was diese überlastet und den Nährboden für Erkältungen legt.

Vorbeugend wirkt hier das Fithalten des Körpers durch Bewegen an der frischen Luft, Schlafen bei offenem Fenster, Kaltwasser-Anwendungen (zum Abschluss stets kalt duschen) sowie regelmäßiges Entschlacken und bei Bedarf eine Darmsanierung (Letzteres am besten in Begleitung fachkundiger ÄrztInnen oder HeilpraktikerInnen). Ebenso sind seelische Faktoren zu berücksichtigen: Wovon haben wir die Nase voll? Was steckt uns schon lange im Hals? Was bedrückt uns oder macht uns traurig (Brustbeklemmung, Bronchitis)? Wo sind unsere Grenzen verletzt (geschwächte Immunabwehr)? Sich diese Dinge von der Seele zu reden (auch in einer Therapie) und das Leben entsprechend zu verändern (eventuell unterstützt durch Beratung) ist der beste Schutz gegen Grippe und Erkältungen.

Für deren Behandlung ist Bettruhe das Wichtigste! Alle Tätigkeiten ruhen lassen, damit der Körper wieder Ordnung schaffen kann. Fieber ist dabei eine wichtige Maßnahme! Nur wenn es lebensbedrohlich wird, sollten wir es senken. Die beste Unterstützung geben wir dem Heilungsprozess, wenn wir das Immunsystem stärken und das Ausscheiden der entstandenen Gifte unterstützen. Genau das sowie eine Lösung der obigen Hintergründe wird von Heilsteinen unterstützt.

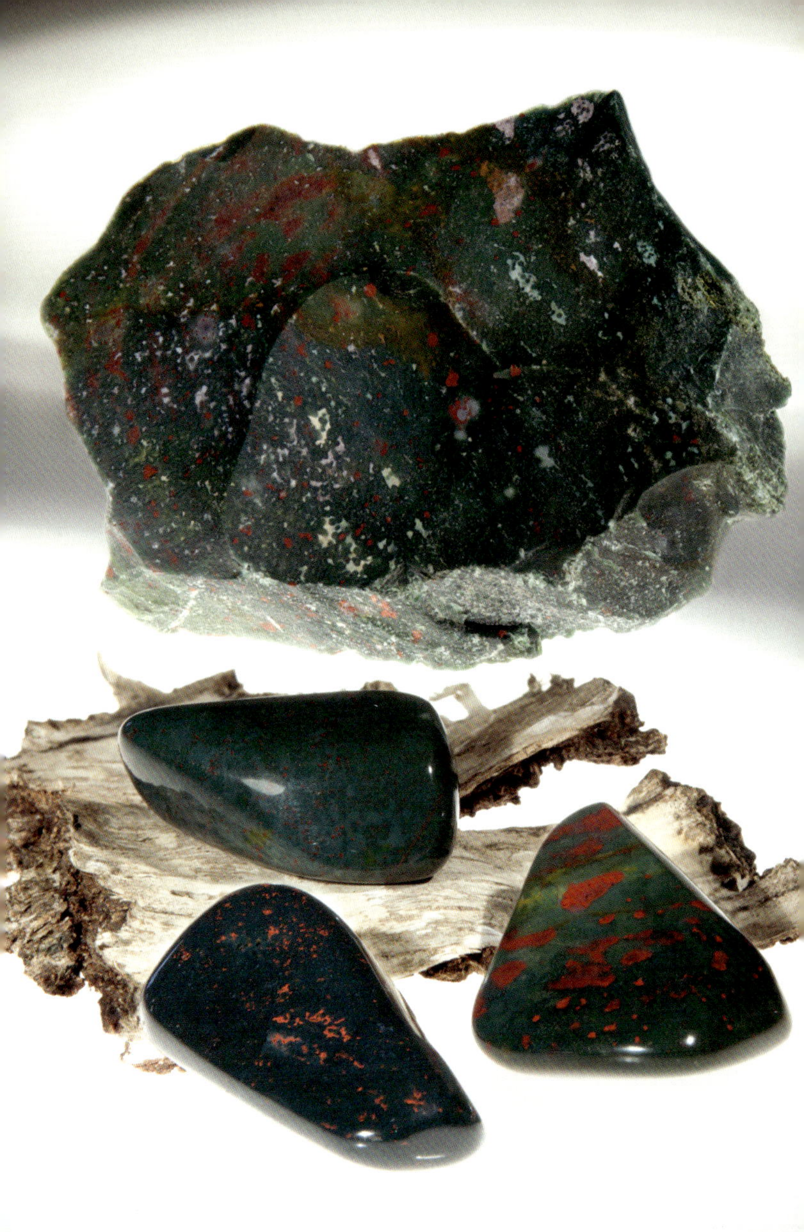

Heliotrop

Heliotrop ist einer der wichtigsten Heilsteine bei Erkältungen. Er ist ein aus heißen Lösungen magmatischen Ursprungs gebildeter Quarz mit winzigen Kristallen faseriger (Chalcedon) oder körniger Natur (Jaspis). Seine dunkelgrüne Farbe erhält er durch Einlagerung von Chlorit, die roten Punkte sind Einschlüsse von Hämatit. So wie er selbst aus einer heißen Flüssigkeit mit verschiedenen gelösten Substanzen entsteht, so ist er sinnbildlich auch der »Erkältungstee« unter den Heilsteinen.

Am besten wirkt Heliotrop, wenn sich die ersten leisen Anzeichen mit Kratzen im Hals, verstopfter Nase oder einem leichten Krankheitsgefühl zeigen. Je schneller er dann eingesetzt wird, desto größer ist der Erfolg. Heliotrop unterstützt die unspezifischen Abwehrmaßnahmen, mit denen das Immunsystem als erstes auf Krankheitserreger reagiert. Sind diese nicht erfolgreich, müssen spezifische Abwehrzellen gebildet werden. Doch das erfordert Zeit, und in dieser Zeit sind wir krank. Dann unterstützt Heliotrop zwar weiterhin die Immunabwehr, den Lymphfluss und das Ausscheiden von Schlacken, was den Krankheitsverlauf mildert und viele Symptome erträglicher macht, doch die Heilung muss nun das Immunsystem bewerkstelligen – und das erfordert eben Ruhe und Zeit! Also: Ab ins Bett, »strenge Bettruhe« ist nun das Wichtigste!

Unter diesen Voraussetzungen zeigt Heliotrop ein weites Wirkungsspektrum: Er hilft bei Husten, Schnupfen, Halsschmerzen, Heiserkeit, Angina, Bronchitis sowie Nebenhöhlen- und Mittelohrentzündungen. Außerdem trägt er dazu bei, Komplikationen wie Lungenentzündung, Hirnhautentzündung oder Infektionen des Herzens zu vermeiden. Obwohl ein einfacher Schnupfen oder Husten selbständig behandelt werden kann, sollten zur Vermeidung solcher Komplikationen ÄrztInnen oder HeilpraktikerInnen konsultiert werden, insbesondere, wenn die Erkrankung stärker wird.

Bezüglich der Krankheitshintergründe unterstützt Heliotrop die Fähigkeit zur Abgrenzung und Abwehr. Er stärkt die Kontrolle über das eigene Leben und hilft daher, jene Dinge, die uns bedrücken, im Hals stecken oder von denen wir die Nase voll haben, aktiv zu wandeln.

Weitere Heilsteine

Achat mit rosa Farbtönen (»Entzündungssignatur«) kann dazu beitragen, starke Entzündungen (Angina, Mandelentzündung) zu lindern.

Amethyst wirkt schmerzstillend, hilft Lungenentzündungen zu vermeiden und fördert fiebersenkendes Schwitzen.

Aquamarin lindert Halsschmerzen, Husten und Heiserkeit im Zusammenhang mit Erkältungen und allergischen Reaktionen.

Bergkristall kann als Kristall mit großer Spitzenfläche zur Fiebersenkung verwendet werden, wenn dieses gefährliche Höhen erreicht.

Grüner Aventurinquarz lindert Entzündungen und hilft zu vermeiden, dass das Herz durch Erkältungen in Mitleidenschaft gezogen wird.

Magnesit hilft bei Gliederschmerzen, die in der Krankheit entstandenen Gifte und Schlackenstoffe abzubauen und auszuscheiden.

Anwendung

Heliotrop wirkt am besten, wenn er im Bereich der Thymusdrüse getragen, aufgelegt oder mit Pflaster (ggf. auf das Unterhemd) aufgeklebt wird. Auch die innere Einnahme als Edelsteinwasser und Edelsteinelixier ist hilfreich. Achat und grüner Aventurinquarz sollten am besten im Bereich der jeweiligen Entzündung aufgelegt oder getragen werden. Amethyst und Aquamarin können als Halskette eingesetzt werden, Magnesit als Armband und Fußkettchen. Zum Fiebersenken mit Bergkristall streicht man/frau mit der größten Spitzenfläche eines passenden Kristalls in sanften Abwärtsbewegungen (von oben nach unten) über Stirn, Gesicht, Hals, Rumpf und Gliedmaßen. Ist kein Kristall zur Hand, kann auch ein breiter Bergkristall-Trommelstein verwendet werden. Weitere Details hierzu finden Sie im Kapitel »Anwendungen« auf Seite 53 ff.

Tip: Weitere Heilsteine und Anwendungen finden Sie bei M. Gienger, *Die Heilsteine Hausapotheke*, Neue Erde 2004, in den Kapiteln Angina, Bronchitis, Erkältung, Fieber, Grippe, Halsschmerzen, Heiserkeit, Husten, Immunstärkung, Lymphe, Mittelohrentzündung, Nebenhöhlenentzündungen und Schnupfen.

Knochen und Gelenke

Knochen und Gelenke geben dem Körper Stütze und Halt, ermöglichen die Aufrichtung und verleihen Beweglichkeit. Knochen sind das am stärksten verfestigte Gewebe, welches nur 10% Wasser, 20% Proteine und 70% Calcium-Verbindungen enthält. Gelenke enthalten zudem Knorpel, ein druck- und biegeelastisches Gewebe, das jedoch keine Blutgefäße besitzt. Daher ist der Stoffwechsel (die Zufuhr von Nährstoffen und der Abtransport von Schlacken) hier nur durch langsame Diffusion möglich. Aber er findet statt! Sowohl Knochen als auch Knorpel werden fortwährend regeneriert und insbesondere dort verstärkt, wo sie durch Bewegung und Belastung maßvoll beansprucht werden. Ganzheitliches Körpertraining (Yoga, Pilates, Qi Gong, Tai Chi) und (sanfter) Sport sind daher neben Calcium, Proteinen, Vitamin D (fördert den Calciumeinbau) und Sonnenlicht (bildet Vitamin D) das beste für unsere Knochen und Gelenke.

Leider wird dies oft erst dann bewusst, wenn Beschwerden auftreten. Neben Verletzungen (Verrenkung, Verstauchung, Knochenbrüche) sind es vor allem Entzündungen (Arthritis) oder Abnutzung der Gelenkknorpel (Arthrose), Meniskus- und Bandscheibenbeschwerden, Harnsäureablagerungen (Rheuma, Gicht), verschobene Wirbel durch Fehlhaltung sowie Knochenschwund (Osteoporose), die hier Probleme bereiten. Zur Behandlung sind neben manuellen Therapien, Krankengymnastik und der Linderung von Entzündungen vor allem Entsäuerung, Entschlackung und Entgiftung sowie eine gute Nährstoffversorgung wichtig. Insbesondere »Calcium-Räuber« (Alkohol, Nikotin, Cola, säurebildende Nahrungsmittel, Cortison u.ä. Medikamente) sind zu meiden. Die Aufnahme von Calcium sowie dessen Stoffwechsel in Knochen und Knorpeln einschließlich notwendiger Regenerationsprozesse kann mit Heilsteinen unterstützt werden. Als seelische Hintergründe sind außerdem auch Aufrichtigkeit und innere Haltung (Rückenbeschwerden), geistige Beweglichkeit (Gelenke) sowie Nachgiebigkeit und Hingabe (Kniebeschwerden) interessant, da jedes geistige »Versteifen« auch unseren Bewegungsapparat beeinträchtigt.

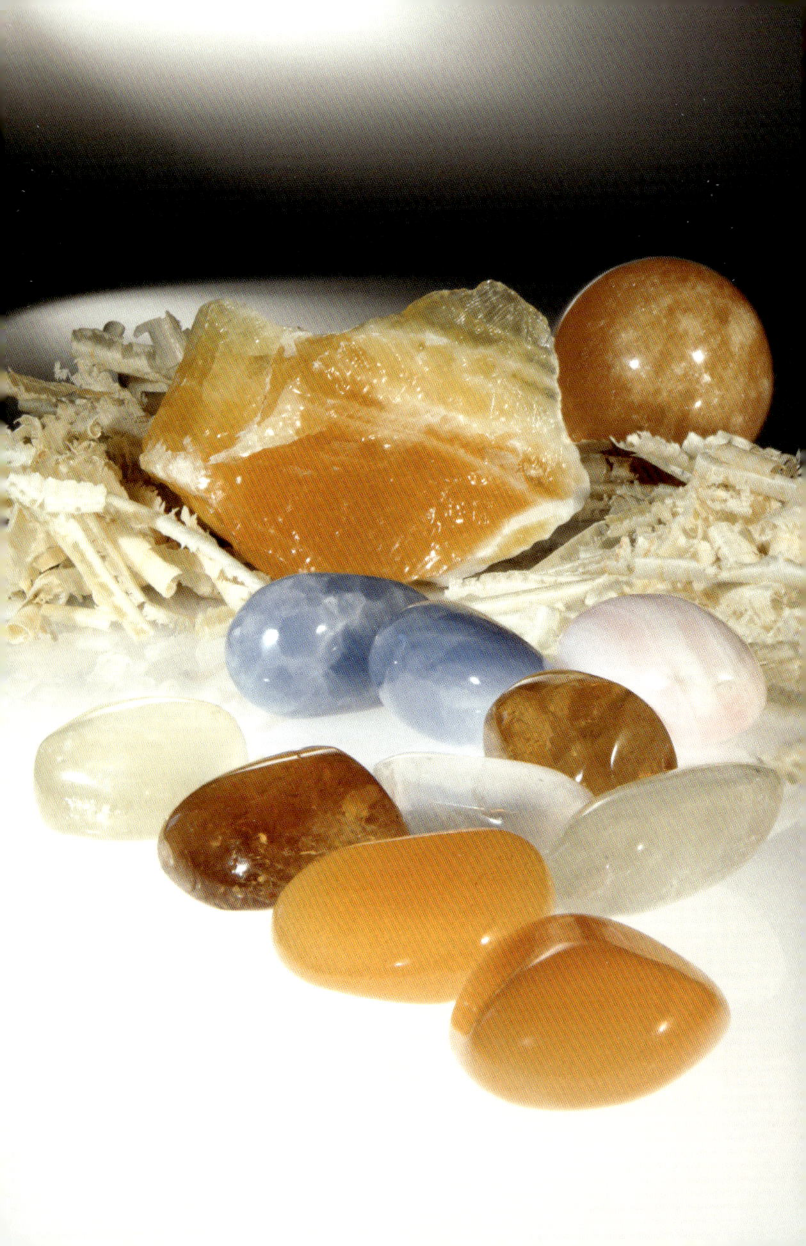

Calcit

Calcit ist ein Calciumcarbonat, das häufig in Sedimenten (Ablagerungsgesteinen) gebildet wird. Meist sind es Lebewesen (Bakterien, Schwämme, Muscheln, Korallen usw.), die dem Wasser Kalk entziehen, um damit ihre Schalen und Stützskelette zu bilden. Sterben diese ab, so wird der Kalk abgelagert, und es entsteht allmählich ein Riff. Viele unserer heutigen Kalkgebirge sind aus solchen Riffen entstanden – und ihr Kalkstein ist nichts anderes als Calcit. Wo die Bedingungen stimmen (genügend Raum und Zeit), bildet Calcit auch gerne Kristalle oder kompakte Gefüge, meist weiß oder gelblich, aber auch orange, rot, grün oder blau.

Als ein Calcium-Mineral, das natürlichen Stoffwechselprozessen entstammt, regt Calcit auch in unserem Organismus den Stoffwechsel von Calcium an. Calcit hat einen positiven Einfluss auf den Darm, fördert also bereits dort die Calcium-Aufnahme und stärkt zudem die Darmflora, was für eine gute Verdauung sorgt und die Bildung von knochenschädigenden Stoffen hemmt. Selbst bei äußerer Anwendung stimuliert Calcit die Verwertung von Calcium aus der Nahrung sowie die Aufnahme von Calcium in die Knochensubstanz – sofern sein Einfluss nicht den genannten »Calcium-Räubern« unterliegt. Obwohl die calciumhaltige Knochen- und Knorpelsubstanz einem anderen Mineral entspricht (dem Calciumphosphat Apatit), regt auch Calcit jene Mineralisationsprozesse an, die das Calcium in die körpereigenen Strukturen integriert. Calcit hilft also, den aufgenommenen Mineralstoff biologisch verfügbar zu machen. Auf diese Weise fördert er die Regeneration der Knochen- und Knorpelsubstanz.

Calcit kann daher bei Knochenschwund (Osteoporose) helfen, bei Knorpelabnutzung in den Gelenken (Arthrose), bei Meniskus- und Bandscheibenproblemen sowie bei vielen Rücken-, Knie- und anderen Gelenkbeschwerden. Selbst die Heilung von Knochenbrüchen wird beschleunigt. Grüner Calcit lindert zudem Entzündungen, z. B. bei rheumatischen Beschwerden und Gelenkentzündungen (Arthritis). Calcit fördert das Knochenwachstum bei Kindern sowie deren gesamte Entwicklung und bringt seelische Stabilität, Standhaftigkeit, Zuversicht und Tatkraft.

Weitere Heilsteine

Achat stärkt Muskeln, Sehnen und Bänder und dient so indirekt dem Schutz der Gelenke.

Amethyst löst Muskelverspannungen und kann so bei Rücken- und Gelenkbeschwerden, Schmerzen und Schwellungen helfen.

Aquamarin hilft, wenn Allergien, Autoimmunerkrankungen oder Rheuma zu Schwellungen und Entzündungen von Gelenken führen.

Bergkristall reinigt die Gelenke, hilft sowohl bei Arthritis als auch Arthrosen und lindert Schmerzen und Schwellungen.

Grüner Aventurinquarz und **Heliotrop** helfen bei Knochen-, Knochenhaut- und Gelenkentzündungen sowie bei Rheuma und Gicht.

Magnesit hilft, wenn sich Beschwerden der Bänder, Sehnen und Muskeln (Verletzungen oder Verspannungen) auf Knochen und Gelenke auswirken (siehe auch das Kapitel »Muskeln und Sehnen«). Er ist daher oft eine Hilfe bei Rückenbeschwerden.

Mondstein hilft, wenn hormonelle Beschwerden (z. B. in den Wechseljahren) zu Osteoporose und Gelenkbeschwerden führen.

Turmalin Schörl löst energetische Blockaden der Wirbelsäule und Gelenke und kann daher bei Rücken-, Knie- und anderen Gelenkbeschwerden sowie rheumatischen Erkrankungen helfen.

Anwendung

Alle genannten Heilsteine können direkt auf betroffene Bereiche aufgelegt oder am Körper getragen werden (z. B. als Armband oder Halskette). Am besten wirkt in vielen Fällen jedoch die innere Einnahme als Edelsteinwasser oder Edelstein-Elixier sowie bei nichtentzündlichen Beschwerden auch eine Edelsteinmassage. Details hierzu finden Sie im Kapitel »Anwendungen« auf Seite 53 ff.

Tip: Weitere Hinweise bietet das Buch von M. Gienger, *Die Heilsteine Hausapotheke*, Neue Erde 2004 in den Kapiteln Gelenkbeschwerden, Karpaltunnelsyndrom, Knochenbrüche, Meniskusbeschwerden, Osteoporose, Rheuma, Rückenschmerzen, Sehnenscheidenentzündung und Tennisellenbogen.

Kopfschmerzen und Verspannung

Kopfschmerzen sind Zeichen verschiedenster Störungen und Erkrankungen. Sie können von Muskeln, Gefäßen, Nerven oder der Hirnhaut ausgehen und werden neben Verspannungen und Verletzungen durch Entzündungen oder durch Veränderungen des Blutdrucks und der Körperflüssigkeiten hervorgerufen. Daher ist das Abklären der eigentlichen Ursache durch ÄrztInnen und HeilpraktikerInnen das allerwichtigste, insbesondere wenn Kopfschmerzen regelmäßig wiederkehren!

In diesem Kapitel werden vor allem Kopfschmerzen besprochen, die auf Überanstrengung, Verspannungen, nervöse und seelische Ursachen sowie eventuell Beschwerden der Halswirbelsäule zurückgehen. Bei Kopfschmerzen durch Erkältungen o.ä. schlagen Sie bitte im Kapitel »Husten, Schnupfen, Heiserkeit« nach, bei hormonellen Ursachen unter »Hormonelle Beschwerden«, bei Veränderungen des Blutdrucks im Kapitel »Herz und Kreislauf« sowie bei Folgen von Stoffwechsel- und Verdauungsstörungen im Kapitel »Bauch und Verdauung«.

Als Folge unseres modernen Lebens und Arbeitens gehen Kopfschmerzen häufig auf Verspannungen zurück. Diese können durch das Anspannen von Rücken und Nacken bei großer Anstrengung oder Übermüdung, durch Haltungsfehler am Computer oder beim Autofahren sowie eine Überbelastung der Augen entstehen (Lesen bei schlechtem Licht, Bildschirmarbeit). Daraus können Beschwerden der Halswirbelsäule hervorgehen, die den Kopfschmerz erst recht zementieren. Außerdem können Kopfschmerzen durch alles entstehen, was uns »Kopfzerbrechen« bereitet, »unter Druck setzt« oder zu seelischer »Anspannung« führt.

Zur Linderung akuter Kopfschmerzen kann vieles beitragen: Das Ablegen von Ohrringen, Haarspangen und -gummis, sanftes Streichen mit Fingern von der Stirn über den Kopf und den Nacken hinweg, Bewegung an der frischen Luft, kalte Kompressen auf Stirn oder Nacken, Fußmassage, Wechselfußbäder oder eventuell ein heißes Sitzbad. Darüber hinaus haben sich auch Heilsteine vielfach bewährt.

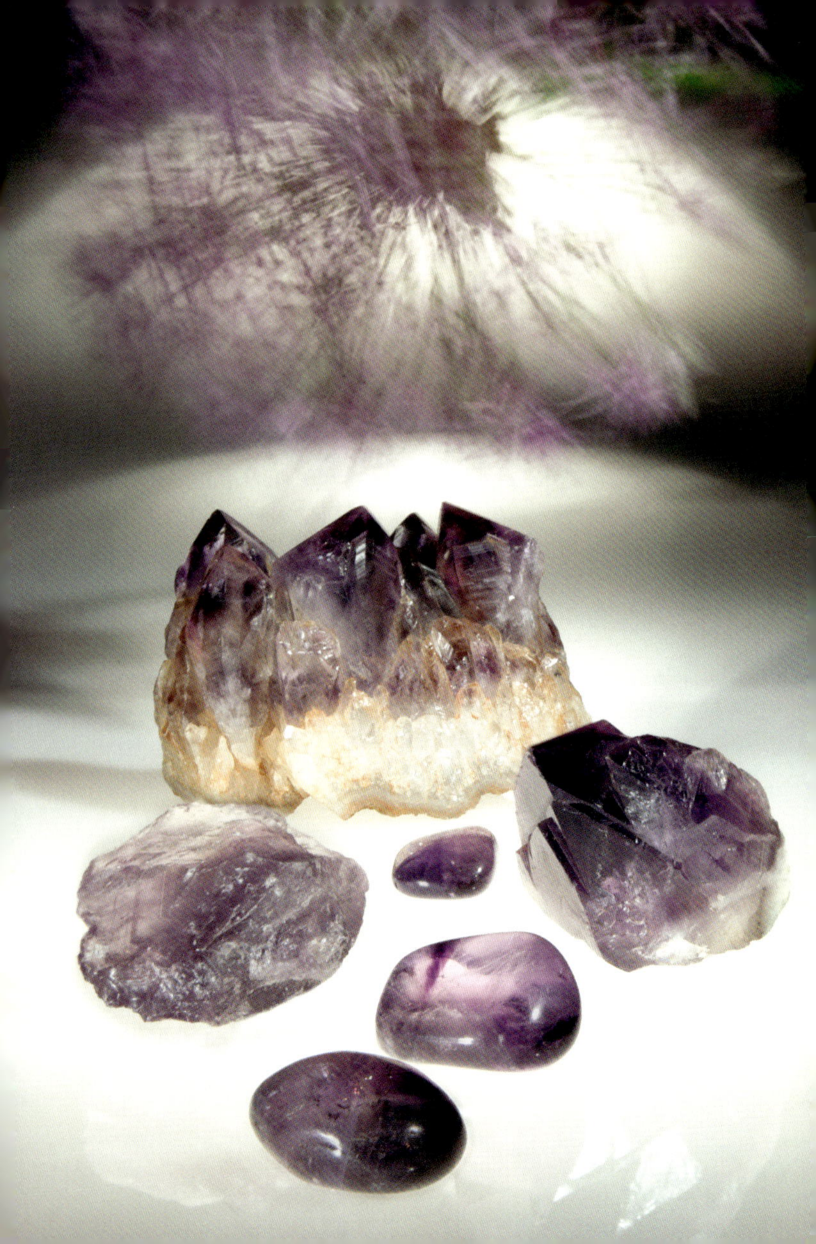

Amethyst

Amethyst ist ein violetter Kristallquarz. Er entsteht aus Kieselsäurelösungen in Gängen und Gesteinshohlräumen (Drusen), wobei die Kieselsäure selbst durch heiße Flüssigkeiten dem umliegenden Gestein entzogen wird. Seine violette Farbe entsteht durch Spuren von Eisen, das durch natürliche radioaktive Strahlung aus dem Umgebungsgestein in einen vierwertigen Oxidationszustand versetzt wird, der normalerweise in der Natur nicht vorkommt (üblicherweise ist Eisen nur zwei- oder dreiwertig). Die Eigenschaft von Kristallquarzen, Energie zu sammeln und an der Spitze konzentriert abzugeben, verbunden mit dem Eisen und der violetten Farbe machen Amethyst zu einem stark spannungslösenden und befreienden Heilstein.

Amethyst hilft daher bei Verspannungskopfschmerzen durch Übermüdung und Anstrengung, die von den Augen (Lesen bei schlechtem Licht, Bildschirmarbeit) oder vom Nacken und Rücken (Haltungsfehler, Autofahren) sowie von Beschwerden der Halswirbelsäule ausgehen. Dazu werden mit kleinen Drusenstücken wie mit einer Bürste, jedoch ohne Hautberührung, ruhige Striche von der Stirn über den Kopf und den Nacken hinab ausgeführt. Werden von der Scheitellinie bis zum Ohr vier bis fünf parallele Striche dieser Art beidseitig je drei- bis viermal ausgeführt, sind viele Kopfschmerzen verflogen.

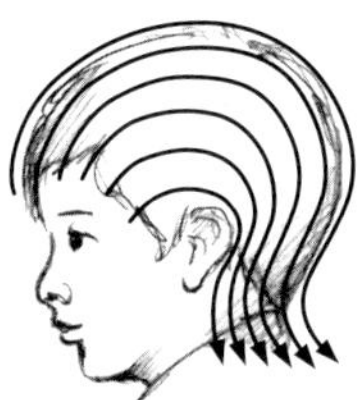

Amethystbehandlung bei Verspannungskopfschmerzen

Darüber hinaus unterstützt Amethyst die Bewältigung von Konflikten, die uns »Kopfzerbrechen« bereiten. Er entlastet von Druck und seelischer Anspannung und bringt inneren Frieden.

Weitere Heilsteine

Aquamarin hilft bei Kopfschmerzen in Folge von Allergien, Verdauungs-, Stoffwechsel- und hormonellen Beschwerden.

Bergkristall in Form kleiner klarer Doppelender lindert Kopfschmerzen unklarer Ursache sowie all jene, die durch Veränderungen des Blutdrucks, Wetterfühligkeit oder Allgemeinerkrankungen entstehen. Dazu werden drei kleine Doppelender als Dreieck auf die Stirn gelegt.

Grüner Aventurinquarz hilft bei Kopfschmerzen durch Sonnenstich, Entzündungen oder Schlackenstoffe, auch als Entgiftungsfolge.

Heliotrop hilft bei Kopfschmerzen durch Infektionen, Erkältungen und sonstige fiebrige Erkrankungen.

Magnesit und **Rhodonit** haben sich als Kombination bei Kopfschmerzen aller Art bewährt. Sie helfen bei Folgen von Verspannungen, Blutdruckveränderungen, Hormon- und Stoffwechselstörungen (Migräne) und Verletzungen (hier in Kombination mit Bachblüten-Notfalltropfen).

Mondstein hilft bei Kopfschmerzen als Folge hormoneller Beschwerden, insbesondere bei hormonell bedingter Migräne.

Turmalin Schörl hilft, wenn zu viel Energie nach oben steigt und dadurch Kopfdruck und Kopfschmerzen verursacht. Dazu werden Kristalle mit der Spitze nach unten auf Kopf, Hände und Füße gelegt.

Anwendung

Neben den genannten Anwendungen können die Steine auf den Kopf aufgelegt, als Halsketten getragen oder unter das Kopfkissen gelegt werden. Wirkungsvoll ist auch die innere Einnahme als Edelsteinwasser oder Edelstein-Elixiere sowie Edelsteinmassagen an den Füßen. Auch weiträumig gelegte Steinkreise können hilfreich sein. Weitere Details hierzu finden Sie im Kapitel »Anwendungen« auf Seite 53 ff.

Tip: Weitere Hinweise zu Kopfschmerzen, Migräne, Nacken- und Rückenbeschwerden, Verspannungen und Zähneknirschen finden Sie bei M. Gienger, *Die Heilsteine Hausapotheke*, Neue Erde 2004.

Muskeln und Sehnen

Muskeln und Sehnen sorgen gemeinsam mit Knochen und Gelenken (siehe dort) für den Halt und die Aufrichtung des Körpers sowie die Fähigkeit zur Bewegung und tatkräftigen Handlung. Sie sind die körperliche Manifestation unserer Willens- und Tatkraft (Muskeln) sowie unserer Zähigkeit und Ausdauer (Sehnen). Die Leistungsfähigkeit der Muskeln und die Belastbarkeit der Sehnen ist stark von deren Trainingszustand abhängig. Je mehr sie (im richtigen Maß!) beansprucht werden, desto mehr wird Substanz und Stärke aufgebaut. Eine gut trainierte Muskulatur schützt überdies Gelenke und Wirbelsäule und reduziert die Gefahr von Verletzungen. Außerdem erleichtert sie die Ausübung unserer willensgesteuerten Handlungen. Ist die Muskulatur zu schwach, müssen wir Körperkraft durch Geisteskraft und Willensanstrengung ersetzen. Das ist zwar möglich, aber auch gefährlich. Auf diese Weise kann es zu Überanstrengungen kommen, die zu Muskelkater oder schmerzhaften Muskelverletzungen wie Zerrungen, Muskelfaserrissen oder Muskelrissen führen. Auch überlastete, verkrampfte, verkürzte oder gewaltsam überdehnte Sehnen können schmerzhaft sein und sehr lange schmerzhaft bleiben!

Das beste für Muskeln und Sehnen ist daher eine ausgewogene Inanspruchnahme, bei der Anstrengung und Entspannung abwechseln und die Leistungsfähigkeit allmählich aufgebaut wird. Wenn Verletzungen vorliegen, ist vorübergehende Ruhigstellung, Kühlung und Entspannung vonnöten, in schweren Fällen durch fixierende Verbände. Muskelkater und verhärtete Muskeln können durch Wärme, Massage und Gymnastik gelöst werden. Für gesunden Muskelaufbau ist zudem eine ausgewogene Ernährung wichtig. Von seelischer Seite werden Muskeln und Sehnen gestärkt, wenn wir unser Leben tatkräftig und zugleich gelassen nach eigenem Willen gestalten und unserer Begeisterung folgen. Dann zieht Lebenskraft in die Muskulatur ein und bringt sowohl Stärke und Ausdauer als auch Entspannung und Regeneration mit sich. Auch unser geistiges Sehnen findet seine Widerspiegelung in unseren körperlichen Sehnen.

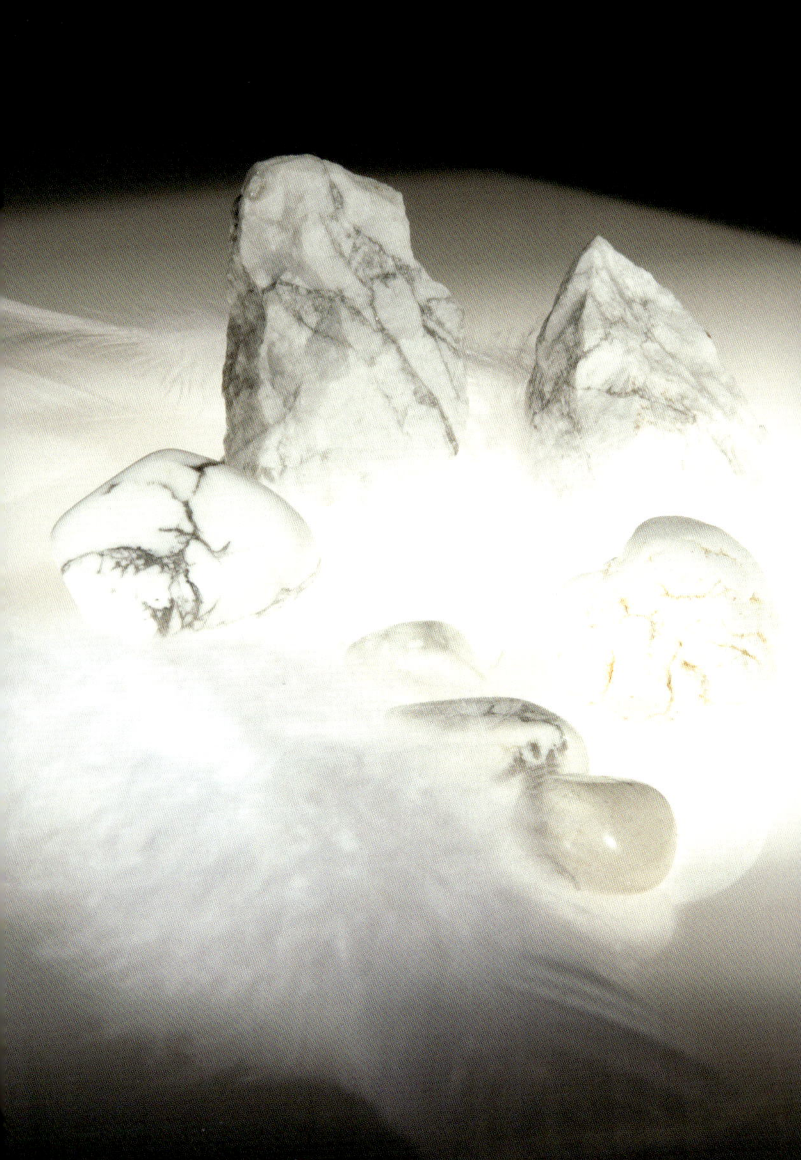

Magnesit

Magnesit ist ein Magnesiumcarbonat, das aus der Verwitterung magnesiumhaltiger Gesteine wie Serpentin oder in metamorphen Prozessen (Gesteinsumwandlungen unter Druck und Hitze) bei der Verdrängung von Calcium durch Magnesium in Dolomitgesteinen entsteht. Magnesit ist meist weiß bis beigefarben und häufig hellgrau-marmoriert. Magnesium ist hier der zentrale Mineralstoff und Wirkstoff, der auch in unserem Körper viele Funktionen innehat. Magnesium ist wichtig zum Knochenaufbau und zur Knochenregeneration, es ist an der Aktivität von etwa 300 Enzymen beteiligt, dient dem Erhalt der Zellen und Erbsubstanz, steuert Muskel- und Nervenfunktionen (daher auch als Geheimtip gegen »Kater-Kopfschmerzen« bekannt) und spielt insgesamt eine sehr wichtige Rolle im Muskelstoffwechsel. Hier dient es dem Abbau von Säuren (Muskelkater), der Muskelentspannung und -regeneration sowie der Energiespeicherung. Magnesium fördert den Aufbau der Muskeln und gewährleistet ihre Funktionsfähigkeit, das Zusammenziehen und Loslassen. Magnesiummangel führt daher auch zu Unruhe, Zittern und Muskelkrämpfen.

Die Wirkungen des Magnesits gehen mit der Förderung des Magnesium-Stoffwechsels einher. Magnesit hilft, Muskeln ohne Überlastungs- und Verletzungsgefahr aufzubauen, indem er für eine schnelle Entspannung und gute Regeneration sorgt und durch Gelassenheit vor übertriebenen, verbissenen und somit schädlichen Willensanstrengungen schützt. Da Magnesium Säuren neutralisiert, hilft er bei Muskelkater (Milchsäurebildung nach ungewohnter Belastung). Er wirkt schnell bei Muskelkrämpfen (insbesondere nächtlichen Wadenkrämpfen) und beugt diesen bei längerer Anwendung vor. Zudem wirkt Magnesit schmerzlindernd bei Zerrungen, Muskelfaserrissen und Muskelrissen und beschleunigt deren Heilung. Auch bei verkrampften, verkürzten sowie gewaltsam überdehnten Bändern und Sehnen wirkt er lösend und entspannend. Daher hilft Magnesit bei Verstauchungen, Maus-Arm und Tennisellenbogen. Er löst Verhärtungen und Verspannungen aller Muskeln und Sehnen und bringt entsprechend auch innere Ruhe und Geduld sowie geistige Entspannung und Beweglichkeit.

Weitere Heilsteine

Achat stärkt Muskeln, Sehnen und Bänder, beugt dadurch Überlastungen und Verletzungen vor und hilft bei Muskelschwäche.

Amethyst löst Muskelverspannungen und -verhärtungen, ist hilfreich bei Muskelkater und lindert Schmerzen und Schwellungen.

Bergkristall wirkt bei Muskelverletzungen kühlend und schmerzlindernd, hilft bei Schwellungen und beschleunigt Heilungsprozesse.

Grüner Aventurinquarz hilft bei Entzündungen und rheumatischen Beschwerden von Muskeln und Sehnen.

Rhodonit hilft bei Muskelschwäche sowie bei Muskelkater, Zerrungen, Muskelfaserrissen, Muskelrissen und Verstauchungen. Er lindert die entstehenden Schmerzen, Schwellungen und Blutergüsse und beschleunigt den Heilungsprozess. Rhodonit ist der beste Heilstein bei allen akuten Verletzungen der Muskeln und Sehnen.

Rosenquarz verbessert die Durchblutung der Muskeln, unterstützt so den Muskelaufbau und hilft zugleich bei Muskelkater.

Turmalin Schörl bringt den Muskeln Energie und stärkt den Muskelaufbau. Zudem lindert er Verspannungen und Schmerzen.

Anwendung

Alle genannten Heilsteine können direkt auf betroffene Bereiche aufgelegt oder am Körper getragen werden (z.B. als Anhänger, Halsketten, Armbänder oder Fußkettchen). Am besten wirkt in vielen Fällen jedoch die innere Einnahme als Edelsteinwasser oder Edelstein-Elixier sowie bei Verspannungen, Verhärtungen und Muskelkater auch eine Edelsteinmassage. Details hierzu finden Sie im Kapitel »Anwendungen« auf Seite 53 ff.

Tip: Alle Steine können direkt auf betroffene Bereiche aufgelegt oder am Körper getragen werden (z. B. als Anhänger, Halsketten, Armbänder oder Fußkettchen). Am besten wirkt die innere Einnahme als Edelsteinwasser oder Edelstein-Elixier sowie bei Verspannungen, Verhärtungen und Muskelkater auch eine Edelsteinmassage. Details finden Sie im Kapitel »Anwendungen« auf Seite 53 ff.

Nerven und Sinne

Unser Nervensystem samt Gehirn, Rückenmark und Sinnesorganen stellt das Bindeglied zwischen geistigem Erleben und körperlichen Aktionen dar. Über Sinne und Nerven empfangen wir Eindrücke und Wahrnehmungen, und dank Nervenverbindungen werden Absichten und Willensimpulse zu Taten und Handlungen. Die unbewussten Wechselwirkungen zwischen Geist und Körper verlaufen über das vegetative Nervensystem, welches den Körper auf Gedanken und Emotionen reagieren lässt und körperliches Befinden in Gefühle und Empfindungen überträgt. Nichts ist daher so eng mit der Erfahrung »unserer Selbst«, mit unserer Identität und der Betrachtung unseres Lebens verknüpft wie Nerven und Sinne.

Beeinträchtigungen der Nerven und Sinne stellen daher unsere Sicht der Welt und unser Verständnis des Lebens ebenso in Frage wie unsere Fähigkeit, unser Leben frei und selbstbestimmt zu gestalten und zu meistern. Sie stehen in direktem Zusammenhang zu seelischen Beschwerden, Konflikten, Problemen, Belastungen, Angst und Stress. Es ist daher oft sinnvoll, zu reflektieren, was uns »auf die Nerven geht«, welche Probleme uns belasten, wo wir nicht hinschauen und hinhören wollen oder was wir »nicht riechen« können. Es lohnt sich, hier Klarheit zu schaffen, gegebenenfalls mit therapeutischer Hilfe.

Das Spektrum der Beschwerden ist groß; von Nervenbeschwerden (Neuralgien, Entzündungen, Verletzungen und Degeneration) mit Schmerzen, Empfindungsstörungen, Lähmungen, Funktionsausfällen und Störungen der Sinne (Augen, Ohren, Geschmack, Geruch, Tastsinn) über seelische Nervosität bis hin zu Geisteskrankheiten, die häufig ebenfalls »Nervenleiden« genannt werden, da die moderne Medizin geneigt ist, ihre Ursachen statt im Geiste im Gehirn zu suchen. Eine Taschenapotheke kann diesem Spektrum nicht gerecht werden, daher geht es in diesem Kapitel vorrangig um körperliche Nervenbeschwerden und Sinnesstörungen, natürlich mit Seitenblick auf mögliche seelische Hintergründe.

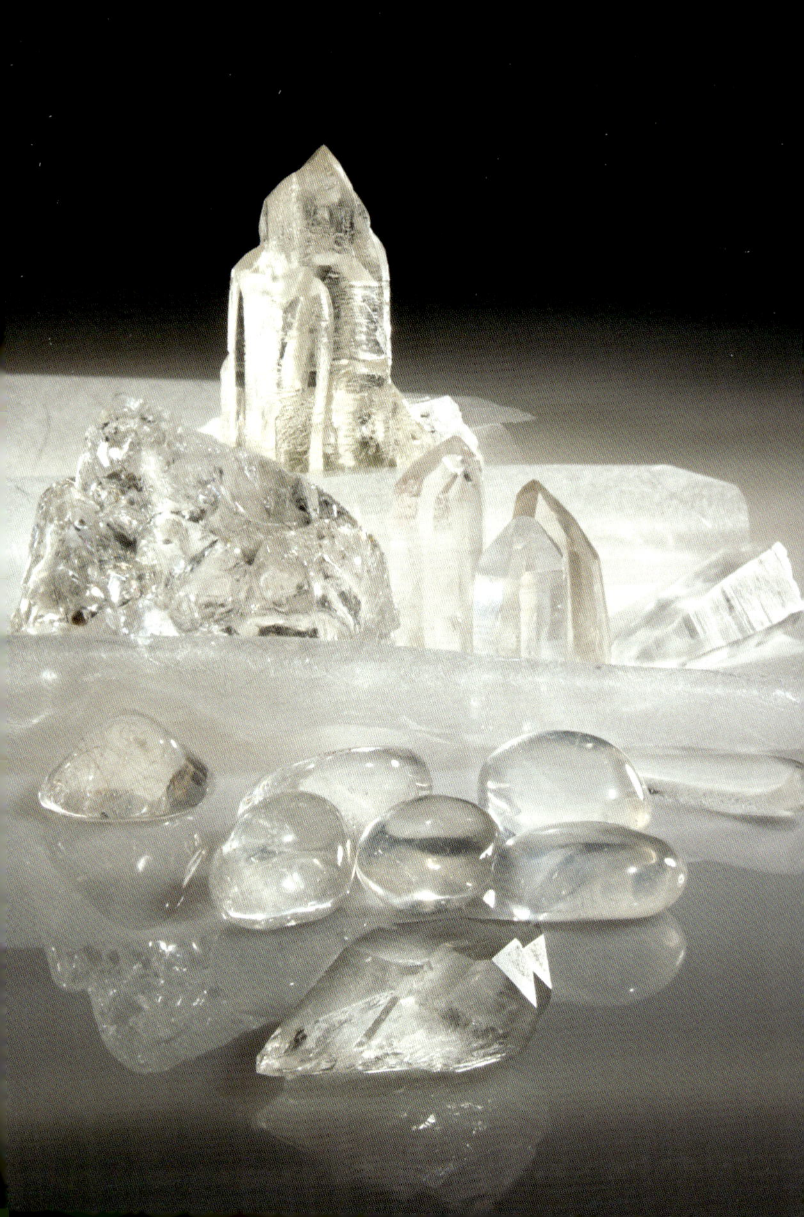

Bergkristall

Bergkristall ist ein Universalstein bei Nervenbeschwerden und Sinnesstörungen. Er entsteht als farbloser Kristallquarz aus heißen Kieselsäurelösungen, wenn diese besonders rein sind und das Wachstum des Kristalls in geschütztem Raum und über lange Zeit ungestört verlaufen kann. Dann erhält Bergkristall seine vollendete Reinheit und einzigartige Klarheit. Bergkristall ist so klar, dass die Farben durchfallenden Lichts unverändert bleiben (das ist außer bei ihm nur noch bei Diamant der Fall – im Gegensatz zu Glas, welches Farben verfälscht). Aus diesem Grund hilft er, Dinge so wahrzunehmen, wie sie sind – ohne etwas hinzuzufügen oder wegzulassen! Als Kristallquarz sammelt und konzentriert er aufgenommene Energie, die dann über die Spitze abfließt. Daher kann Bergkristall Energieblockaden lösen sowie Energieflüsse anregen und lenken.

Diese Eigenschaften, die Förderung einer unverfälschten Wahrnehmung sowie die Aktivierung und Lenkung von Energie, machen Bergkristall zu einem hervorragenden Heilstein für Sinne und Nerven. Er verbessert alle Sinneswahrnehmungen und kann bei vielen Beschwerden der Sinnesorgane eingesetzt werden. Zudem verbessert er die Reaktions- und Leitfähigkeit der Nerven und fördert deren Heilung und Regeneration.

Bergkristall kann daher bei Neuralgien, Entzündungen, Verletzungen (Einklemmen, Beschädigungen) und Degenerationserscheinungen der Nerven eingesetzt werden. Er hilft, dass durchtrennte Nerven wieder verheilen, verbessert die Reizleitung der Nerven, lindert Schmerzen und hilft bei Empfindungsstörungen, Lähmungen und Funktionsausfällen durch beeinträchtigte Nerven. Darüber hinaus hilft er bei Augenermüdung, Sehschwäche, zunehmender Fehlsichtigkeit, Augentrübungen, Grauem Star (Katarakt, Linsentrübung), Augenzittern (Nystagmus), Schielen, nachlassendem Gehörsinn und Ohrgeräuschen (Tinnitus) sowie bei beeinträchtigtem oder verlorengegangenem Geruchs- und Geschmackssinn. Bei all diesen Erkrankungen und Beschwerden ist jedoch in jedem Fall anzuraten, FachärztInnen und HeilpraktikerInnen zu konsultieren und die Behandlung mit Heilsteinen begleitend durchzuführen.

Weitere Heilsteine

Achat hilft bei Nervosität, Augenermüdung, organischen Augenleiden (Veränderungen von Linse und Hornhaut) und Ohrenbeschwerden.

Amethyst beruhigt die Nerven und hilft bei Neuralgien, Augenermüdung, Augenzittern, Fehlsichtigkeit, Sehschwäche und Schielen.

Aquamarin hilft bei Funktionsstörungen der Nerven, bei Fehlsichtigkeit, Augenermüdung, Augenzittern, Schielen und Sehschwäche.

Grüner Aventurinquarz hilft bei Nervosität, Stress und innerer Unruhe sowie bei überreizten Nerven und Nervenentzündungen.

Heliotrop hilft bei Ohrgeräuschen (Tinnitus) und nachlassendem Gehörsinn, wenn Infektionen und Entzündungen vorangingen.

Magnesit hilft bei Nervosität, Unruhe und Anspannung. Er beruhigt und hilft bei Ängstlichkeit, Überempfindlichkeit und Gereiztheit.

Mondstein verfeinert die Wahrnehmung aller Sinne und hilft, diese bis zur Hellsichtigkeit zu entwickeln.

Rosenquarz verbessert den Tastsinn und die Empfindungsfähigkeit und stärkt und harmonisiert die Nerven.

Turmalin Schörl fördert die Regeneration von verletzten und degenerierten Nerven. Er lindert Schmerzen, hilft bei Empfindungsstörungen, Taubheitsgefühlen und Lähmungserscheinungen sowie bei nervenbedingtem Schielen, Sehschwäche und nachlassendem Gehörsinn.

Anwendung

Alle genannten Steine können am Körper getragen (als Anhänger, Halskette, Armband), als Steinkreis oder unter das Kopfkissen gelegt sowie als Edelsteinwasser und Edelstein-Elixier innerlich eingenommen werden. Bei lokalen Beschwerden können sie unmittelbar auf den betroffenen Bereich aufgeklebt oder aufgelegt werden. Zur Heilung geschädigter Nerven werden Bergkristalle oder Turmalinkristalle längs zur Körperachse oder den Gliedmaßen aufgelegt bzw. aufgeklebt. Die Spitze der Kristalle oder Stäbchen sollte dabei stets vom Kopf weg zu den Händen oder Füßen hin weisen. Siehe auch S. 53 ff.

Schmerzen

Verletzungen, Entzündungen, Nervenschädigungen und viele weitere Störungen und Erkrankungen führen zu körperlichen Schmerzen. Dies hat den Sinn, unsere Aufmerksamkeit auf den betroffenen Bereich zu lenken, um weitere Schädigungen zu verhindern oder Maßnahmen zur Heilung und Verbesserung der Situation einzuleiten. Schmerzen zu lindern und dann nichts weiter zu tun, ist daher in etwa so sinnvoll, wie die aufleuchtende Warnlampe der Bremsen oder die Ölkontroll-Leuchte im Auto herauszuschrauben, um ungestört von den roten Lichtern weiterzufahren... – Wird das Signal der Schmerzen jedoch verstanden und ursächliche Abhilfe, gegebenenfalls durch eine Behandlung bei ÄrztInnen oder HeilpraktikerInnen, geschaffen, dann ist es durchaus sinnvoll, für Schmerzlinderung zu sorgen. Am besten allerdings mit Mitteln, die keine weiteren Nebenwirkungen zeigen – und dafür bieten sich Heilsteine an!

Für Schmerzen, die durch äußere Verletzungen (Schnitte, Risse, Schürfwunden, Prellungen, Zerrungen, Verrenkungen, Verstauchungen usw.) entstanden sind, gibt es eine weitere, sehr gute Sofortmaßnahme: Dazu stellt man/frau den Vorgang nach (möglichst unmittelbar nach dem Geschehen) und wiederholt an Ort und Stelle ganz langsam und bewusst jene Bewegung, die zur Verletzung führte (natürlich ohne sich erneut zu verletzen). Bei einem Sturz z.B. begibt man/frau sich erneut in die Position des Aufpralls. Meist ist es notwendig, die entsprechende Bewegung mehrmals zu wiederholen, bis der Schmerz kurz zunimmt und dann nachlässt. An diesem Punkt hört man/frau auf. Dieser Bewusstmachungsprozess lenkt unsere Aufmerksamkeit und damit unsere Lebensenergie auf den betroffenen Bereich und beschleunigt so die Heilung.

Je nachdem, wo und unter welchen Umständen ein Schmerz auftritt und wie er sich genau äußert, gibt es viele lindernde Heilsteine. An erster Stelle soll hier jedoch der schwarze Turmalin Schörl genannt sein, da dessen Wirkung am energetischen Phänomen »Schmerz« selbst ansetzt und er daher bei vielerlei Beschwerden hilft.

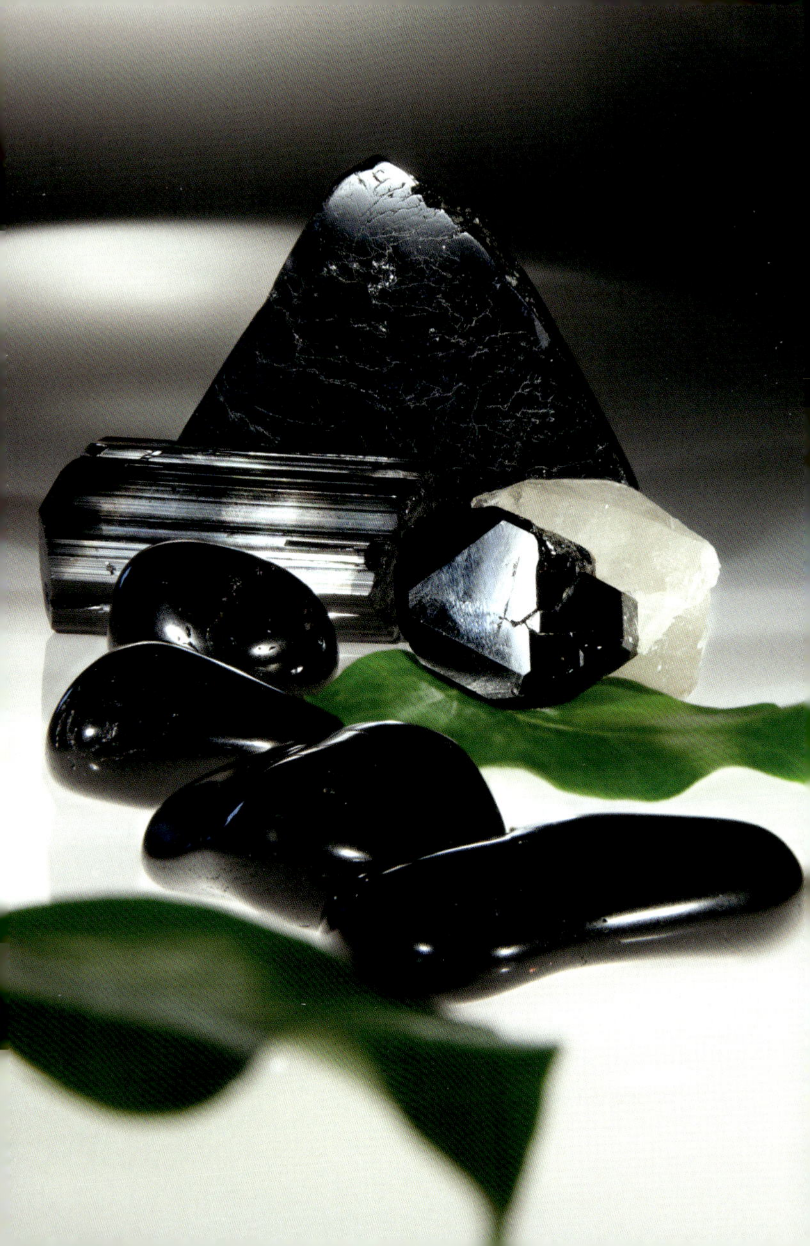

Turmalin Schörl

Schörl ist ein schwarzer, eisenhaltiger Turmalin. Er entsteht aus kieselsäurereichem, borhaltigem Magma oder bei der Metamorphose borhaltiger Gesteine. Turmaline sind energieleitende Ringsilikate, die sich durch Reibung oder Erwärmen elektrisch aufladen, wobei Basis und Spitze entgegengesetzte Pole bilden. Sie werden daher in der Technik als Temperaturfühler eingesetzt und zum energetischen Schutz in Wandfarben, Kleidung und andere Materialien eingearbeitet.

Am Körper getragen, bewirken Turmaline eine Verbesserung des Energieflusses in den Meridianen. Sie lösen Blockaden, führen Energiestaus ab und beleben energetisch unterversorgte Bereiche. Das harmonisiert die Reizleitung der Nerven, löst Spannungen und stärkt die Selbstheilkraft des Körpers. Störende Einflüsse von außen (Elektrosmog oder emotionale/mentale Energien) können durch die freien Energiebahnen besser abgeleitet werden (»Blitzableiter-Effekt«), so dass keine Beschwerden entstehen. Diese Wirkungen besitzen neben Schörl auch alle anderen Turmaline.

Schmerzen entstehen durch Energiestau (an Blockaden) oder durch gravierende Energieleere. Da Schörl den Energieausgleich fördert, kann er unspezifisch zur Schmerzlinderung eingesetzt werden, unabhängig von der Schmerzursache. Sehr schnell wirken strahlenförmig um den schmerzenden Bereich gelegte Schörlkristalle. Da Energiestaus die häufigste Ursache sind, werden die Kristalle zuerst so aufgelegt, dass die Spitzen vom Schmerz weg zeigen und die gestaute Energie ableiten. Eine kurze Verstärkung des Schmerzes kann dabei als Erstverschlimmerung auftreten. Steigt er jedoch langsam und beständig an, liegt wahrscheinlich eine Energieleere vor. Dann ist es besser, die Kristalle zum Schmerz hin auszurichten, um Energie zuzuführen. Die jeweiligen Effekte sind schnell wahrnehmbar, so dass die richtige Ausrichtung leicht zu ermitteln ist. Sind keine Kristalle zur Hand, können Scheiben oder Trommelsteine direkt auf die schmerzende Stelle gelegt werden. Dadurch wird automatisch der benötigte Zufluss oder Abfluss der Energie bewirkt, allerdings tritt die Wirkung meist langsamer ein, als bei korrekt ausgerichteten Kristallen.

Weitere Heilsteine

Achat hilft bei Bauch- und Rückenschmerzen durch Beschwerden innerer Organe (Magen, Milz, Darm, Galle, Nieren, Gebärmutter).

Amethyst hilft bei Kopf-, Nacken-, Rücken-, Nerven-, Zahnschmerzen und Verbrennungen und erleichtert es, Schmerzen zu ertragen.

Aquamarin hilft bei schmerzenden Augen, Kopf- und Halsschmerzen sowie bei Neuralgien und eingeklemmten oder verletzten Nerven.

Bergkristall hilft bei Schmerzen, wenn zwei fingerlange Kristalle von zwei Seiten auf die schmerzende Stelle gerichtet werden. Dabei gibt es oft eine kurze Erstverschlimmerung (daher nicht bei Koliken anwenden), dann lässt der Schmerz nach. Hier werden Blockaden durch kräftige Energiezufuhr gelöst. Auch direkt aufgelegte Bergkristalle oder drei kleine Doppelender, die im Dreieck um die schmerzende Stelle gelegt werden, können helfen.

Grüner Aventurinquarz hilft bei Schmerzen durch überreizte Nerven, Entzündungen (Sonnenstich, Rheuma) sowie Koliken innerer Organe.

Heliotrop hilft bei Hals- und Ohrenschmerzen sowie Folgen von Infekten, Entzündungen, fiebrigen Erkrankungen und Insektenstichen.

Magnesit hilft bei Kopfschmerzen (Kater), Migräne, Glieder-, Rücken- und Gelenkschmerzen, Schmerzen verletzter Muskeln (Muskelkater) und Sehnen (Verstauchungen) sowie bei Krämpfen und Koliken.

Mondstein hilft bei hormonell verursachten Schmerzen wie Menstruationsbeschwerden oder Migräne.

Rhodonit hilft bei Schmerzen der Muskeln und Sehnen, bei Verletzungen sowie bei allgemein großer Schmerzempfindlichkeit.

Rosenquarz hilft bei Herzschmerzen körperlichen und seelischen Ursprungs sowie bei Schmerzen durch Energiemangel.

Anwendung

Alle genannten Steine können direkt auf oder im Umfeld schmerzender Bereiche aufgelegt oder aufgeklebt werden. Hilfreich ist auch sanftes Ausstreichen in Richtung Hände und Füße sowie die innere Einnahme von Edelsteinwasser und Edelstein-Elixier. Siehe S. 53ff.

Verletzungen und Wundheilung

Verletzungen entstehen durch Gewalteinwirkung. Dabei können Haut, Gewebe, Muskeln, Sehnen, Bänder, Knochen, Gelenke, Sinnesorgane, innere Organe, Blutgefäße und Nerven in Mitleidenschaft gezogen werden. Die entstehenden Wunden können äußerlich in Erscheinung treten (Verbrennungen, Schnitte, Risse, Aufschürfungen, Blutungen) oder innerer Natur sein (Verrenkungen, Verstauchungen, Prellungen, Quetschungen, Knochenbrüche, Nervenschäden, Organschäden, innere Blutungen). Sie äußern sich dann eher in Schwellungen, Entzündungen, Blutergüssen, Funktionsstörungen oder Lähmungen. Schmerzen unterschiedlicher Stärke gehen fast immer mit Verletzungen und Wunden einher.

Vor allen anderen Maßnahmen steht bei Verletzungen die Erste Hilfe! Blutungen müssen gestillt, Wunden versorgt und der Erhalt aller Lebensfunktionen gesichert werden. Kenntnisse dazu vermitteln Kurse bei den Rettungsdiensten, und es lohnt sich, diese gelegentlich aufzufrischen. Bei schweren Verletzungen muss umgehend der Notarzt alarmiert werden! Bis Hilfe eintrifft, ist auf Anzeichen von Schock zu achten: Sowohl die körperliche Verletzung, als auch die seelische Erschütterung können Kreislaufstörungen hervorrufen, die zu Blässe, kaltem Schweiß, Übelkeit, schnellem schwachem Puls, zitterndem Frieren, Angst, Unruhe, Verwirrung, Orientierungslosigkeit und Ohnmacht führen können. Lagerung mit erhöhten Beinen hilft hier, das Blut wieder ins Gehirn zu bringen.

Erst wenn alle Erste-Hilfe-Maßnahmen getroffen, Blutungen gestillt, Wunden versorgt und gegebenenfalls Hilfe angefordert ist, folgen weitere Schritte: Zunächst ist es den Betroffenen meist eine große Hilfe, ohne Unterbrechung und Kommentare vom Geschehen erzählen zu dürfen. Fragen Sie einfach, was passiert ist und hören Sie mit voller Aufmerksamkeit zu. Auch der im Kapitel »Schmerzen« genannte Bewusstmachungsprozess kann – wenn durchführbar – hilfreich sein. Erst dann folgen Anwendungen von Heilsteinen, die zum Lösen von Schocks, zur Blutstillung, Wundheilung und Genesung gute Dienste leisten.

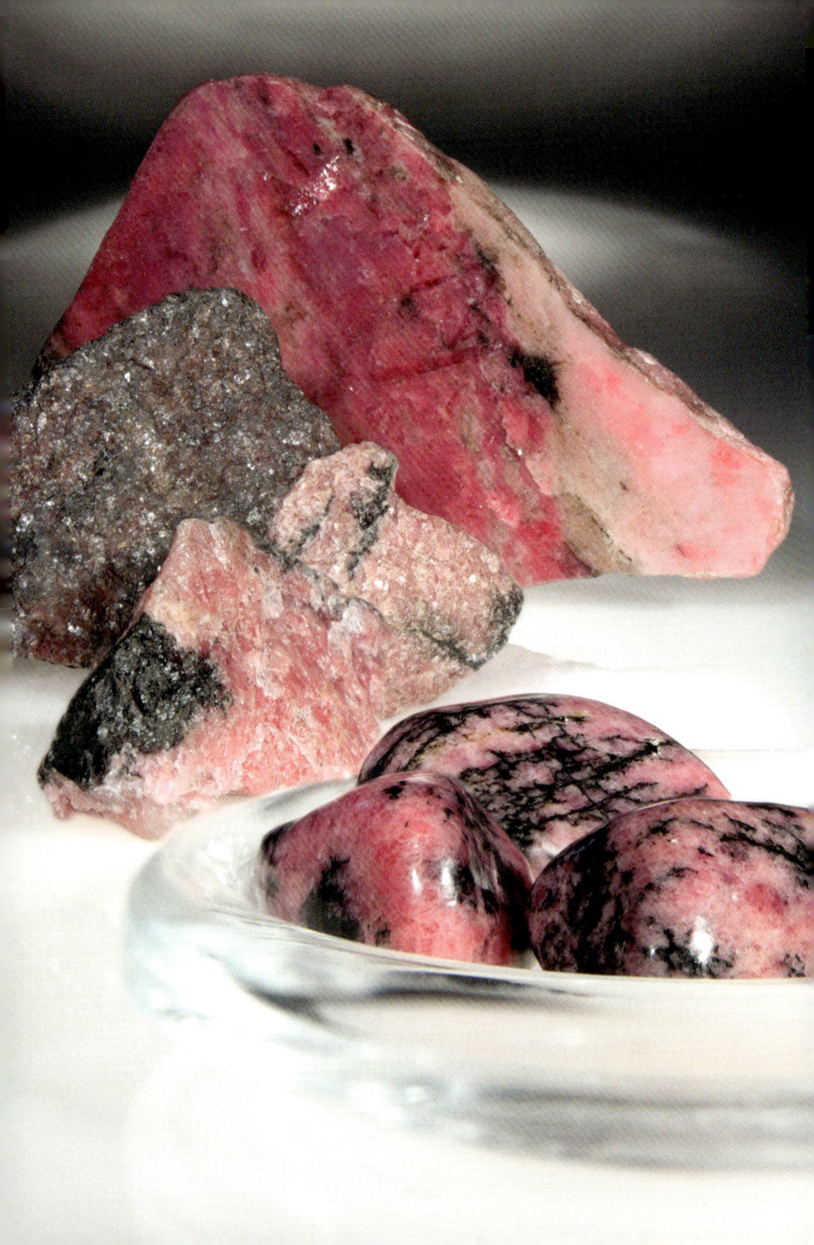

Rhodonit

Rhodonit ist der Wundheilstein Nr. 1. Er entsteht aus ozeanischen oder sedimentären Manganerzen, wenn diese in Gebirgsbildungsprozessen unter Druck und Hitze umgewandelt werden. Dabei entsteht Rhodonit als rosafarbenes bis rotes Kettensilikat, farbgebend ist das enthaltene Mangan. Das Element Mangan ist mit dem Eisen verwandt und tritt in Gesteinen in ganz unterschiedlicher Art und Weise auf: zum einen in Erzen, die oft wie verbrannte Schlacken aussehen (Psilomelan, Pyrolusit), zum anderen in rosa-roten leuchtenden Mineralien und Kristallen (Rhodonit, Rhodochrosit, Thulit, roter Turmalin u. a.). Im Rhodonit finden wir oft beides: Hier ist das rosarote Silikat meist noch von schwarzem Erz durchsetzt wie dunkle Wunden und Narben im frischen, gut durchbluteten Gewebe. Und so wie Rhodonit aus der metamorphen Wandlung vom dunklen Erz zum rosaroten Mineral entsteht, so unterstützt er sowohl körperlich als auch seelisch die Wandlung von Wunden und Verletzungen hin zu einem neuen, gesunden und von Lebenskraft durchdrungenen Zustand.

Rhodonit hilft daher bei Schnitten, Rissen, Aufschürfungen, leichten Verbrennungen und Insektenstichen – bei kleinen Verletzungen sogar in Minutenschnelle! Er stillt Blutungen (auch spontan auftretende wie z.B. Nasen- oder Zahnfleischbluten), lässt Wunden rasch verheilen (daher ist wichtig, dass diese gereinigt und gegebenenfalls desinfiziert sind!), lindert die dabei entstandenen Schmerzen und trägt dazu bei, dass keine Narben entstehen bzw. dass diese sich so weit wie möglich zurückbilden und nicht entzünden. Auch nach Operationen und bei stumpfen Verletzungen wie Prellungen, Quetschungen, Verrenkungen, Verstauchungen, Zerrungen, Muskelfaserrissen oder gar Muskelrissen unterstützt Rhodonit den Heilungsprozess. Er hilft, Blutergüsse aufzulösen, lindert auch hier die Schmerzen und beschleunigt die Regeneration des betroffenen Gewebes.

Darüber hinaus hilft Rhodonit auch bei Schock – körperlicher wie seelischer Natur – und seelischen Verletzungen. Er hilft, zu verzeihen, den seelischen Schmerz zu überwinden, über Belastendes zu reden, macht bereit zur Versöhnung und hilft, wieder Vertrauen zu fassen.

Weitere Heilsteine

Achat fördert die Bildung von Haut und Gewebe bei der Wundheilung, beugt Narben vor und hilft bei verletzten Augen und inneren Organen.

Amethyst hilft bei Schock, ist gut nach Operationen, lindert Schmerzen und hilft bei verletzten Nerven, Prellungen, Schwellungen, Verstauchungen, Blutergüssen, Verbrennungen, Verletzungen der Haut (Schnitte, Risse, Aufschürfungen) und Insektenstichen.

Aquamarin hilft bei Verletzungen der Augen, bei eingeklemmten oder verletzten Nerven sowie bei Verbrennungen.

Bergkristall lindert Schmerzen, fördert die Wundheilung und hilft bei Schock, Schwellungen, Verbrennungen, verletzten Augen und Nerven.

Calcit beschleunigt die Heilung bei Knochenbrüchen sowie verletzten Gelenken, Wirbeln, Bandscheiben und Meniskus.

Grüner Aventurinquarz hilft bei Verbrennungen (Sonnenbrand) und entzündeten Wunden und Verletzungen.

Heliotrop hilft bei Insektenstichen, infizierten Wunden und entzündeten Verletzungen.

Magnesit hilft bei Verletzungen von Muskeln, Sehnen und Bändern, insbesondere bei Verrenkungen, Verstauchungen, Zerrungen u. ä.

Rosenquarz stillt Blutungen (auch Nasen-/Zahnfleischbluten), hilft bei Blutergüssen, fördert bei Wunden die Heilung von Haut und Gewebe.

Turmalin Schörl hilft bei Schock, Verbrennungen, Verstauchungen und verletzten Nerven, wirkt schmerzlindernd, fördert die Wundheilung und hilft, Narbenbildung zu reduzieren. Auch gut nach Operationen!

Anwendung

Alle genannten Steine können – sofern möglich – direkt auf oder im Umfeld von Verletzungen aufgelegt, aufgeklebt, in Verbände eingebunden oder im näheren Umfeld getragen werden (Anhänger, Halsketten, Armbänder usw.). Auf jeden Fall zu empfehlen ist auch die innere Einnahme als Edelsteinwasser und Edelstein-Elixier. Beides kann auch äußerlich aufgesprüht werden. Siehe auch Seite 53 ff.

Anwendungen

Grundsätzlich gilt für die Anwendung von Heilsteinen, dass sie begleitend zu den jeweils notwendigen medizinischen Maßnahmen durchgeführt werden sollte. Bitte versäumen Sie keinesfalls, sich fachkundigen Rat bei ÄrztInnen und HeilpraktikerInnen einzuholen. Auch die Anwendung von Heilsteinen wird um so wirkungsvoller, je genauer die Ursachen und Zusammenhänge diagnostiziert sind.

Äußere Anwendungen

Mit dem **Auflegen, Aufkleben** oder **Halten** auf bestimmten Stellen wird zunächst eine lokale Wirkung erzielt (z. B. bei Schmerzen), die jedoch bei längerer Dauer den ganzen Organismus erfasst, vor allem wenn die Steine auf Chakren, Meridianen oder Reflexzonen liegen.

Aus diesem Grund wirkt auch das Tragen von **Halsketten**, **Anhängern**, **Armbändern** und **Fußkettchen** auf den gesamten Organismus, da sich die Wirkung hier über Blut-, Nerven- und Energiebahnen im ganzen Körper ausbreitet. Dasselbe gilt für den Stein in der **Hosentasche**, nimmt man/frau die Steine hier doch gelegentlich unbewusst in die Hand.

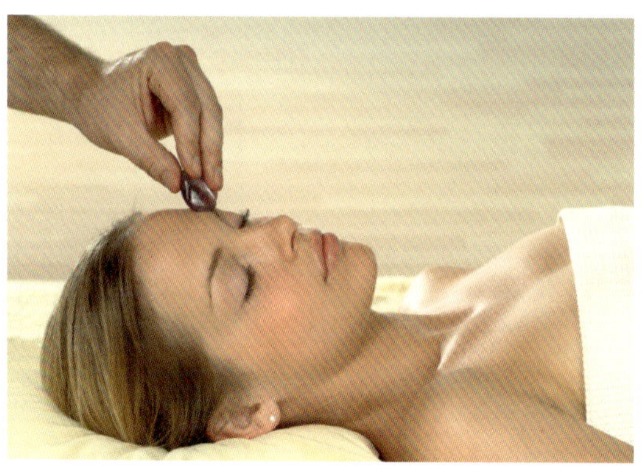

Edelsteinwasser und Edelstein-Elixiere

Eine weitere Möglichkeit ist die innere Einnahme von **Edelsteinwasser** oder **Edelstein-Elixieren** sowie deren äußere Anwendung durch Sprühen in die Aura (das körperumgebende Energiefeld) oder auf die Haut. Edelsteinwasser aus Aquamarin und Mondstein sollte aufgrund seiner starken Wirkung nur in Trinkglasmengen eingenommen werden, bei den anderen in diesem Buch vorgestellten Steinen ist die Einnahme größerer Mengen möglich. Edelstein-Elixiere werden tropfenweise eingenommen, je nach Hersteller werden 3 - 5 mal täglich 4 - 7 Tropfen empfohlen. Weitere Informationen zu Edelsteinwasser und Edelstein-Elixieren finden Sie in der Literatur auf Seite 62.

Edelsteinmassagen

In vielen Fällen, insbesondere bei Problemen mit Muskeln, Sehnen und Gelenken kommen auch **Edelsteinmassagen** und **sanfte Ausstreichungen** in Betracht. Die Kombination von Massageanwendungen und Heilsteinwirkungen führt zu einer schnellen und tiefgründigen Wirkung, da sich beides gegenseitig ergänzt und verstärkt. Mehr dazu finden Sie in der Literatur auf Seite 62 sowie unter www.edelstein-massagen.de.

Aufstellen in der Umgebung

Eine umfassende und weitreichende Wirkung zeigen Heilsteine durch das **Aufstellen in der Umgebung**. Eine solche Einwirkung von außen kann durch Steine am Arbeitsplatz (z. B. auf dem Schreibtisch) oder in der Wohnung erzielt werden. Hier besteht der Vorteil darin, nur bestimmte Lebensbereiche durch den jeweiligen Stein zu beeinflussen. Es zählen auch jene Steine hierher, die **unter das Kopfkissen** oder **rund um das Bett** gelegt werden sowie generell der **Aufenthalt in einem Steinkreis**. Dazu sitzt oder liegt man/frau in einem Kreis aus Roh- oder Trommelsteinen, wobei die Intensität der Steinwirkungen durch die Größe der Steine und den Kreisdurchmesser den eigenen Bedürfnissen angepasst werden kann.

Energetische Anwendungen

Für bestimmte Zwecke lassen sich **energetische Anwendungen** mit Heilsteinen durchführen. Dazu zählen die Behandlung mit Amethyst-Drusenstücken bei Kopfschmerzen (Seite 35), das Fiebersenken mit Bergkristall (Seite 28), die Nervenheilung (Seite 44) und Schmerzlinderung mit Turmalin und Bergkristall (Seite 47 ff) etc. Diese Behandlungen zählen zu den wirkungsvollsten Anwendungen, und es lohnt sich, in Kursen die notwendigen Kenntnisse zu erwerben. Angebote für solche Seminare finden Sie bei den Adressen auf Seite 63.

Reinigung

Nicht nur wir nehmen Informationen der Steine auf, auch umgekehrt speichern diese vieles, was von uns kommt. Insbesondere nach der Anwendung bei Erkrankungen und intensiven emotionalen Prozessen sollten Steine daher gereinigt werden; ebenso alle neu erworbenen Steine vor ihrer ersten Verwendung.

Die in diesem Buch genannten Heilsteine können Sie dazu eine Minute unter fließendes Wasser halten und dabei kräftig mit den Fingern reiben sowie anschließend für ein paar Stunden auf ein Amethyst-Drusenstück legen. Dadurch werden die Steine entladen, energetisch gereinigt und auch wieder aufgeladen, d. h. durch neue Energie in ihrer Wirksamkeit gestärkt. In den meisten Fällen genügen diese einfachen Maßnahmen. Weitere Möglichkeiten hierzu finden Sie in dem Büchlein von Michael Gienger, *Reinigen, Aufladen, Schützen* (siehe auch Literatur auf Seite 62).

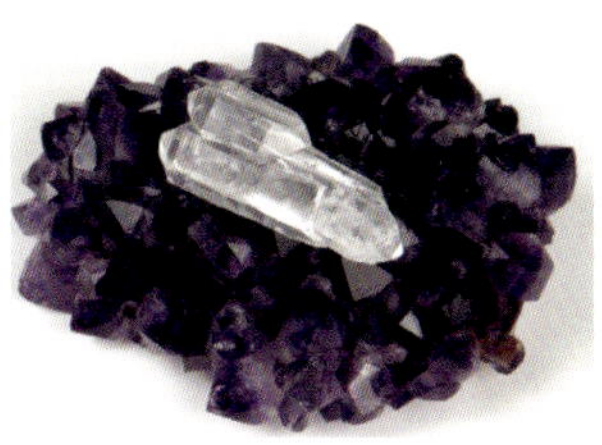

Heilwirkungen von A - Z

Heilsteine von A – Z

Anhang

Der Autor

Michael Gienger wuchs in Süddeutschland am Rande des Schönbuchs auf und erlebte schon als Kind Wald und Natur als seine wahre Heimat. Von seinen Eltern erbte er die Liebe zu den Bergen, und dort entwickelte sich auch seine Leidenschaft für die Steine. Mit acht Jahren begann er, systematisch Mineralien zu sammeln, mit zwölf Jahren besuchte er die ersten Geologie-Kurse an der Volkshochschule.

Zugleich entstand in Jugendgruppen der Wunsch, sich gemeinsam mit anderen für ein sinnvolles Leben zu engagieren. Mit 14 Jahren begann Michael Gienger daher, Schülergruppen zu leiten, und gemeinsam mit Freunden gründete er mit 16 Jahren eine Zeitschrift, die sich schon damals Themen wie Naturheilkunde, gesunder Ernährung, Umweltschutz, Menschenrechte, sozialer Verantwortung, Frieden und Freiheit widmete.

Nach einem persönlichen Erlebnis mit der Heilkraft der Steine erwachte im Alter von 21 Jahren das Interesse an der Steinheilkunde, zu deren Entwicklung Michael Gienger nach dem Besuch der Heilpraktikerschule ab 1988 einen wesentlichen Beitrag leistete. Gemeinsam mit Freunden gründete er in Stuttgart die erste Forschungsgruppe Steinheilkunde sowie später den Steinheilkunde e.V. (1995), die Cairn Elen Lebensschulen (1997), das Cairn Elen Steinheilkunde-Netzwerk (1998) und schließlich die Edition Cairn Elen bei Neue Erde (2000), in der neben eigenen Werken auch Bücher vieler KollegInnen veröffentlicht wurden.

Michael Gienger selbst veröffentlichte zwanzig Publikationen mit Ausgaben in insgesamt zwölf Sprachen.

Achtsamkeit und Verantwortung waren die tragenden Motive, die Michael Gienger 2005 zu seinem Engagement für Fair Trade im Mineralien- und Edelsteinhandel führten. Seit 2008 begleitete er in diesem Rahmen das Projekt »Honduras Opal« in Lempira/Honduras und auf seine

Initiative wurde 2009 der gemeinnützige Verein Fair Trade Minerals & Gems e.V. gegründet, dem er als Vorstandsmitglied angehörte.

Neben seinem Engagement für natürliche Heilweisen und soziale Verantwortung war es Michael Gienger ein Anliegen, das Verständnis zu wecken, dass nur die Veränderung unserer inneren Einstellungen ein gesundes, ganzheitliches Leben sowie Fülle und Glück für alle ermöglicht. Der neue Lebensstil der Zukunft basierte für ihn auf dem wechselseitigen Zusammenspiel inneren Erkennens und äußeren Engagements.

Viel zu früh starb Michael Gienger 2014, einen großes, reiches Werk hinterlassend. Viele seiner Schülerinnen und Schüler führen seine Arbeit fort.

Weitere Informationen: www.steinheilkunde-ev.de

Dank

Ein ganz herzliches Dankeschön geht an meinen Verleger Andreas Lentz für die Idee zu diesem Buch sowie an alle Menschen, die nun in über 25 Jahren ihre Erfahrungen und ihr Wissen über Heilsteine und Heilkunde mit mir geteilt haben. Ein Buch wie dieses kann nicht aus dem Erfahrungsschatz eines einzelnen Menschen entstehen, daher danke ich insbesondere meinen KollegInnen der Cairn Elen Lebensschulen (www.cairn-elen.de, www.cairn-elen-annette-jakobi.de) und des Steinheilkunde-Netzwerks (www.steinheilkunde-netzwerk.de), meinem Team des Neuen Lexikons der Heilsteine (www.lexikon-der-heilsteine.de), allen Beteiligten an gemeinsamen Projekten, Forschungsgruppen, Seminaren, Vorträgen und Ausbildungen sowie insbesondere dem Steinheilkunde e.V. (www.steinheilkunde-ev.de) für die langjährige und aufwendige Forschungsarbeit.

Hinsichtlich der Realisation dieses Büchleins danke ich Walter von Holst sowie Beate und Jörg Diederich für die schönen Steine, Ines Blersch für die phantastischen Fotos, Sabine Schneider-Kühnle fürs Korrekturlesen sowie Fred Hageneder für Gestaltung und Layout.

Abbildungsnachweis

Alle Fotos in diesem Buch stammen von Ines Blersch, Gernsheimer Str. 4a, 70499 Stuttgart, www.inesblersch.de

Literatur

M. Gienger, *Die Heilsteine Hausapotheke*, Neue Erde, Saarbrücken 2004

M. Gienger, Die Heilsteine der Hildegard von Bingen, Neue Erde, Saarbrücken 2004

M. Gienger, *Die Steinheilkunde*, Neue Erde, Saarbrücken 1995

M. Gienger u. a., *Edelstein-Massagen*, Neue Erde, Saarbrücken 2004

M. Gienger, *Heilsteine – 555 Steine von A bis Z*, Neue Erde, Saarbrücken 2014

M. Gienger, *Lexikon der Heilsteine*, Neue Erde, Saarbrücken 2000

M. Gienger, *Reinigen – Aufladen – Schützen*, Neue Erde, Saarbrücken 2008

M. Gienger/B. Bruder, *Welcher Heilstein ist das?*, Franckh-Kosmos Verlag, Stuttgart 2009

M. Gienger/J. Goebel, *Edelsteinwasser*, Neue Erde, Saarbrücken 2006

M. Gienger/J. Goebel, *Wassersteine*, Neue Erde, Saarbrücken 2006

M. Gienger/W. Maier, *Heilsteine der Organuhr*, Neue Erde, Saarbrücken 2007

M. Gienger/L. Miesala-Sellin, *Stein und Blüte*, Neue Erde, Saarbrücken 2000

A. Jakobi, *Der Heilsteine Ratgeber*, edel intermedia, Ludwigsburg 2010

W. Kühni/W. von Holst, *Enzyklopädie der Steinheilkunde*, AT, Aarau 2003

Adressen

Steinheilkunde e.V.
Steinheilkunde-Forschung, Öffentlichkeitsarbeit, Verbraucherschutz
www.steinheilkunde-ev.de

Fair Trade Minerals & Gems e.V.
Verein zur Förderung von Fairness und Humanität im weltweiten Mineralien- und Edelsteinhandel
www.fairtademinerals.de

Cairn Elen Steinheilkunde-Netzwerk
Edelsteinberatungen, Seminare und Ausbildungen in Steinheilkunde
www.steinheilkunde-netzwerk.de

Cairn Elen Lebensschulen
Edelsteinberatungen, Seminare und Ausbildungen in Steinheilkunde
www.cairn-elen.de
info@cairn-elen.de

Edelstein-Massagen
Informationen und Kontaktadressen zu Edelsteinmassagen
www.edelstein-massagen.de

Edelstein-Balance
Seminare und Ausbildungen in Edelsteinbalance®, ganzheitliches Konzept für Gesundheit und Wellness
www.edelstein-balance.de

Akademie Lapis Vitalis®
Seminare und Vorträge zur Steinheilkunde, Ausbildungen zum Lapis-Vitalis-Therapiestein-Berater
www.lapisvitalis.de

EPI – Institut für Edelstein-Prüfung
Edelstein-Prüfinstitut; Kontakt zu Fachhändlern mit geprüften Steinen (GKS-Siegel). www.epigem.de

Freiraum Media
Vorträge und Seminare von Michael Gienger auf DVD
www.freiraum-media.com

Der Ratgeber für zu Hause

Die Steinheilkunde ist in den letzten Jahren von vielen Praktikern weiterentwickelt worden. So konnten in dieser Neuausgabe viele Heilanwendungen aufgenommen werden, die sich in der Praxis bewährt haben. Dabei beschränkt sich Michael Gienger nicht auf die Steine allein, sondern er zeigt, wie sie sinnvoll ergänzt oder als Unterstützung auch bei schwerwiegenden Erkrankungen herangezogen werden können. Das Hausbuch für alle, die mit Steinen heilen wollen.

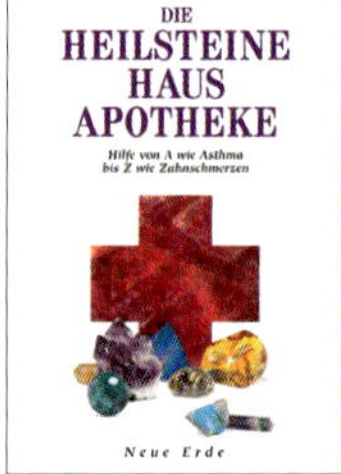

Michael Gienger
Hilfe von A wie Asthma bis Z wie Zahnschmerzen
Paperback mit Klappen und Fadenheftung,
320 Seiten, mit 16 Farbtafeln
ISBN 978-3-89060-078-9

Sie finden unsere Bücher in Ihrer Buchhandlung oder im Internet unter **www.neue-erde.de**

Bücher suchen unter: **www.buchhandel.de** (hier finden Sie alle lieferbaren Bücher und eine Bestellmöglichkeit über eine Buchhandlung Ihrer Wahl).

Bitte fordern Sie unser Gesamtverzeichnis an unter

Neue Erde GmbH
Cecilienstr. 29 · 66111 Saarbrücken
Fax: 06 81 - 390 41 02 · info@neue-erde.de
www.neue-erde.de

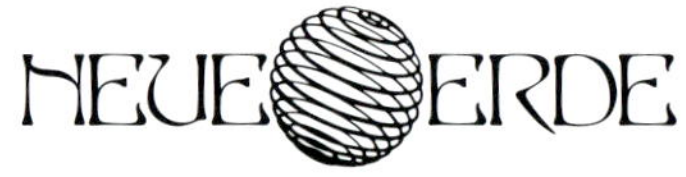